困った患者さんにどう活かす

事例で学ぼう！考えよう！

診療室の行動科学

―親子へのアプローチ編―

深井穫博　中村譲治　文元基宝　編

クインテッセンス出版株式会社　2008

Tokyo, Berlin, Chicago, London, Paris, Barcelona, Istanbul, Milano, São Paulo, Moscow, Prague, Warsaw, New Delhi, Beijing, and Bukarest

刊行にあたって

　本書は，『困った患者さんにどう活かす　診療室の行動科学』の2分冊のなかの「親子へのアプローチ編」として企画され，臨床におけるコミュニケーションと歯科保健指導を行動科学の視点から見直し，これを医療者が体系づけていくためのひとつの入門書として編纂された．小児を対象とした歯科保健指導は，その親と一体のものとしてアプローチすることが重要であるので，本書には，小児だけでなく，成人を対象とした保健指導という内容が含まれている．現在，この成人の保健指導を中心とした生活習慣病への対応は，メタボリックシンドローム対策に代表されるように，わが国の施策としても位置づけられている課題となっている．

　医療におけるコミュニケーションは，患者と医療者のお互いの意図が伝わることであり，話すことと聴くことの技術である．特に，臨床の場面で患者は，なかなか自分の意図を伝えられない立場におかれているので，医療者側には，患者の心理と感情や「理解と同意の程度」という"見えないもの"に耳を傾けることが求められる．

　う蝕と歯周病に代表される歯科疾患は，その治療も予防も，患者の保健行動に左右される点が多く，臨床で行われている保健指導は，治療の成果に直結するものである．そのため，歯科領域では，これまで患者のモチベーションを中心とした保健指導が，他科に比べても積極的に取り組まれてきた．しかしながら，この歯科保健指導は，必ずしも科学的根拠や研究成果に基づいて体系化されているわけではない．もちろん，歯科医療者と患者との関係のなかで，保健指導が十分にその成果を達成している症例は多いと考えられるが，問題となるのは，臨床の場面でときどき経験される「難しい患者」あるいは「苦手な患者」への対応である．このような場合，医療者側が個人の経験に基づく断定的な判断に陥り，その結果，医療者側も患者側もお互いが受け入れられない状態になっていくことが多い．あるいは，患者側の熱心な態度から，医療者側の意図が十分に相手に伝わっていると考えているにも関わらず，実際の患者の保健行動にはなかなか結びつかないということが，しばしば経験される．

　これらの解決には，医療者としての医学生物学的なアプローチから，その糸口を見出すことは難しい．むしろ，患者がなぜそのような心理や行動に陥っているかを社会心理学的なアプローチや研究成果から，医療者側が理解しようとすることが必要となるが，そのための歯科医療者向けのテキストは意外にも少ない．

　行動科学は，1950年代以降，米国を中心に急速に発展してきた学問領域であり，心理学，社会学，教育学，精神医学等を基盤とする学際的な分野である．そして，医療・保

健・介護の分野の行動科学は，日常の人間科学として，1960年代以降急速に発展してきた．その背景には，疾病構造の変化と患者の権利の向上に基づいて，患者－医療者関係が変わっていくことを，社会も，そして一人ひとりの患者も求めているということがあった．この保健医療における行動科学は，患者側の視点から医療を見直してくための学問領域であり，多くの保健行動モデルの提唱を端緒として，認知と学習，患者の不安，医療に対する満足と不満，患者－医療者関係と意思決定の共有，認知行動療法など，その対象範囲は広い．しかし，これらの研究成果を臨床に活かす場合に，陥ってはならない点は，ひとつの行動理論に無理やり患者を当てはめ，その技法を用いて，患者を安易に誘導しようとすることである．本来，患者－医療者関係や患者の心理・行動は個別的なものであり，行動科学の視点はその個別性のなかに一般性を見出し，その一般性を知ることで，さらに患者の個別性に対する理解を深めていくものであると考えられる．

　このような背景から，本書の企画作業は，保健指導でよく経験される場面を，代表的な行動科学の理論に基づいて分類することからはじまった．そして，その実際の臨床の場面を入り口として，患者と事例の理解を，個別性から一般性・普遍性を知るという構成とすることで，わかりやすく行動科学を学び，身につけ，実践できる入門書として工夫されている．しかし，誌面の都合で，取り上げた保健行動理論はごく一部に限られているため，読者がさらに行動科学に対する理解を深め，確認をしていくための参考図書や文献も，できる限り各章末に示すことにした．

　幸い今回の企画に賛同し，事例を提供してくれた執筆者らは，この分野に関心をもって取り組んでいるので，各人の年代や臨床経験に基づいた事例が紹介され，歯科臨床における医療者と患者とのコミュニケーションと保健指導の実態が映し出されているようである．本書の読者は，主にこれから開業を控えている，あるいは臨床経験の比較的少ない若手の歯科医師を想定しているが，経験年数の多い歯科医師にも十分，事例のなかから得られる新たなヒントが見出されると考えられ，さらに自院内の歯科衛生士との研修テキストとしても活用することが可能である．

　行動科学を通して，医療者の一人ひとりの患者に対する理解が深まることで患者－医療者関係がさらに良好なものとなり，人々の健康の維持向上に寄与する歯科医療が実現していくために役立つことがあれば，本書の所期の目標は達成されたことになる．

　最後に，本書をまとめるにあたり，クインテッセンス出版の山田孝次氏の根気強い編集作業に負うところが大きく，心から感謝申し上げる．

2008年5月　編者一同

CONTENTS

●本書の見方・活かし方(深井穫博) ──────────────── 8

第1章 "おやつを欲しがって" "仕上げみがきが大変!"
生活習慣を育むモチベーションどう高める? 11

- 事例1：保健指導を「聞いているようで聞いていない」親子の行動がなぜ改善したか
  (松岡順子，荒井郷子，深井穫博)……12
- 事例2：発達段階に応じた歯みがき習慣定着のための母子一体のアプローチ
  ―メディアを利用して(平出吉範)……16
- 事例3：母親を通して祖父母へのアプローチを取り入れた間食指導
  (荒井郷子，松岡順子，深井穫博)……20
- 行動科学の目　保健指導における動機づけ理論の展開
  ～動機づけ理論に基づいたアプローチ～(深井穫博)……24

第2章 "甘いもの大～好き！" "歯みがきは子ども任せ"
家族の生活背景・生活習慣にどう迫る? 27

- 事例1：初診時の面接で聴くこと "はじめまして，あなたのことを聴かせてください"
  (星岡賢範)……28
- 事例2：リスクをどう診断するか　―生活モデルからのアプローチ
  (沼口千佳，星岡賢範)……32
- 事例3：解決すべき課題を決め，どう共有するか
  ―患児・保護者との共有化のプロセス(藤田孝一)……36
- 行動科学の目　患者を包括的に診断し，良好な関係を創るために
  ～MIDORIモデルを利用した患者へのアプローチ～(中村譲治)……40

第3章 "歯医者なんてイヤ！" "コワイ……"
歯科不安・歯科恐怖症児への対応は? 43

- 事例1："母親が恐怖心をあおっていた！" 不安の強い子どもへの母子一体のアプローチ(大野秀夫)……44
- 事例2："頑固に指しゃぶりをやめないのはなぜ？" 家庭環境に起因する不安を抱えた子どもへの対応(大野秀夫)……48
- 事例3：歯列不正を気にする情緒不安定児への対応　―精神医学的アプローチと行動療法を利用して(大野秀夫)……52
- 行動科学の目　歯科治療に対する不安・恐怖と認知行動療法
  ～認知行動理論に基づいたアプローチ～(深井穫博)……56

第4章 "どうしてむし歯に…" "ちゃんと治療してるの!" 心配性の親とどうかかわる？　59

- 事例1："ぶっきらぼうないい方が…　何かありそう!"　歯科不信で治療方針への理解が得られない親への対応(福原　稔)……60
- 事例2：子どものう蝕が心配で! 不安で! 仕方がない親へのアプローチ (津田　真)……64
- 事例3："落ち込まないでお母さん"　親の期待した成果が得られなかったときの対応 (森岡　敦)……68
- 行動科学の目　親の期待・不安への接し方・かかわり方
〜ヘルス・ビリーフ・モデルによるアプローチ〜 (文元基宝)……72

第5章 "面倒くさい，早く終えて" "お任せします…" 無関心・無反応な親とどうかかわる？　75

- 事例1："頭ごなしに叱るばかり"　子どもにすべてお任せで，口腔内状態が悪化していく場合の対応(松岡順子，荒井郷子，深井穫博)……76
- 事例2：治療への関心度が低い親へのアプローチ　―中断から学ぶ再来院時の対応 (箱崎達司)……80
- 事例3："母親は否定するけれど，来院のたびに傷が増え…"　虐待が疑われる親へのアプローチ(大野秀夫)……84
- 行動科学の目　自己効力感を高める保健指導の重要性
〜社会的認知理論(社会的学習理論)に基づいたアプローチ〜(深井穫博)……88

第6章 "なかなか続かなくて…" セルフケアが定着しない子への対応は？　91

- 事例1：子ども(小学校・低学年)の歯みがきをどう習慣づけるか
―保護者へのアプローチ(小石　剛)……92
- 事例2：子ども(小学校・高学年)の歯みがきをどう習慣づけるか
―モデリングとセルフ・モニタリングによるアプローチ(福原早紀)……96
- 事例3：フッ化物洗口の「関心がない」親と「続かない」子どもへのアプローチ (大橋正和)……100
- 行動科学の目　本人の「気づき」を促し，モチベーションを保つ工夫と方策
〜段階的変化モデル(ステージモデル)によるアプローチ〜(文元基宝)……104

CONTENTS

第7章 "何かと忙しくて……" "もう行きたくない！" 来院が途絶えがちな思春期の子の対応は？　107

事例1：中学生になったら「定期健診なんか行きたくない」といい出した，さあどうする？
（柏木伸一郎，岩男好恵）……108

事例2：いきなり口をきかなくなった反抗期まっただなかの中学生，さあどうする？
（沼口千佳）……112

事例3："来院が途絶えた後，急にう蝕が増えて再来院！" 塾や部活で多忙な思春期の子どもへのアプローチ（西本美惠子）……116

行動科学の目　子どもから大人へと脱皮を図る思春期の患者への対応
～自己決定理論を中心とした患者へのアプローチ～（中村譲治）……120

●索　引　123

執筆者一覧（五十音順・敬称略）

荒井郷子　　／埼玉県三郷市開業：深井歯科医院・歯科衛生士

岩男好恵　　／福岡市中央区開業：小児歯科柏木医院・歯科衛生士

大野秀夫　　／山口県下関市開業：おおの小児矯正歯科

大橋正和　　／奈良県生駒市開業：おおはし歯科医院
　　　　　　　NPO法人関西ウェルビーイングクラブ

柏木伸一郎／福岡市中央区開業：小児歯科柏木医院
　　　　　　　NPO法人ウェルビーイング

小石　剛　　／大阪府池田市開業：こいし歯科
　　　　　　　NPO法人関西ウェルビーイングクラブ

津田　真　　／三重県松阪市開業：つだ歯科
　　　　　　　NPO法人関西ウェルビーイングクラブ

中村譲治　　／福岡市中央区開業：なかむら歯科医院
　　　　　　　NPO法人ウェルビーイング

西本美惠子／福岡市博多区開業：にしもと小児歯科医院
　　　　　　　NPO法人ウェルビーイング

沼口千佳　　／福岡市中央区開業：なかむら歯科医院・歯科衛生士，NPO法人ウェルビーイング

箱崎達司　　／埼玉県三郷市開業：ユアーズ歯科パークフィールドクリニック

平出吉範　　／長野県伊那市開業：ひらいで小児歯科医院

深井穫博　　／埼玉県三郷市開業：深井歯科医院
　　　　　　　深井保健科学研究所

福原早紀　　／大阪府吹田市開業：フクハラ歯科医院
　　　　　　　NPO法人関西ウェルビーイングクラブ

福原　稔　　／大阪府吹田市開業：フクハラ歯科医院
　　　　　　　NPO法人関西ウェルビーイングクラブ

藤田孝一　　／福岡県直方市開業：藤田歯科医院
　　　　　　　NPO法人ウェルビーイング

文元基宝　　／大阪市東成区開業：文元歯科医院
　　　　　　　NPO法人関西ウェルビーイングクラブ

星岡賢範　　／福岡市中央区開業：なかむら歯科医院
　　　　　　　NPO法人ウェルビーイング

松岡順子　　／埼玉県三郷市開業：深井歯科医院・歯科衛生士

森岡　敦　　／大阪市城東区開業：森岡歯科医院
　　　　　　　NPO法人関西ウェルビーイングクラブ

本書の見方・活かし方

深井穫博
埼玉県三郷市開業：深井歯科医院・深井保健科学研究所

本書の構成

本書では，小児を対象とした歯科保健指導でもっとも多い，歯みがき指導，間食指導，定期健診の勧めという場面を取り上げている．これを幼児期から思春期までの発達段階・発達課題および保護者の養育態度・関心度という観点から7つの章に分類し，各章のテーマに有効な行動理論・モデルの紹介を通して各事例の解説を試みた（表1）.

そのテーマは，年齢別にみると，①幼児期の歯みがき指導・間食指導におけるモチベーション（1章），②学齢期のセルフケア（6章），③思春期の対応（7章）であり，これをさらに小児と保護者の心理的な面から，④歯科治療に対する不安・恐怖への対応（3章），⑤心配性の親への対応（4章），⑥無関心な親への対応（5章）を挙げている．さらに保健指導に重要な，⑦患者の生活背景・生活習慣を把握する手法（2章）について取り上げている．

各章で紹介した医療者側のアプローチを通して，行動科学の理論や概念と，評価手法と指導の技法が理解できるように構成され，読者が興味のある課題，あるいは今困っている患者に関連のある章から読み進めてもよいように，各章が独立した内容となっている．また，各章末に記載した「行動科学の目」では，その理論の解説と事例の意義を簡潔にまとめてあり，文献を示すことで，さらに読者がその理論への理解を深めるための指針としている．

保健指導に適用される行動理論・モデル

各章で解説した行動理論・モデルは，①動機づけ理論（1章），②段階的変化モデル（ステージモデル）（6章），③自己決定理論（7章），④認知行動理論（3章），⑤ヘルス・ビリーフ・モデル（4章），⑥社会的認知理論（社会的学習理論）（5章），⑦ MIDORI モデル（PRECEDE-PROCEED MODEL の日本語名．本書ではこの名称を用いた）（2章）である．これらは，代表的な保健行動理論・モデルであり，小児を対象とした保健指導への適用範囲は広い．しかも，行動科学入門として，読者がその視点を身につけるうえで，有効な理論とモデルであると考えた．

本書で取り上げた行動理論・モデルを，以下に概説する．

①動機づけ理論は，保健指導における患者の行動の変容・維持を追究するものであり，とくに医療者側の説明や指導という「外発的動機づけ」から，患者自身のやる気という「内発的動機づけ」への移行過程に着目している．

②段階的変化モデルは，受け手側の関心度や行動のステージに着目したモデルであり，患者の心理的な状況を考慮した保健指導への適用範囲は広い．

③自己決定理論は，人間の自律性と関係性に対する欲求を基盤としたものであり，保健指導における説明や目標設定と患者－医療者関係を考えるうえで欠かすことができない考え方である．

④認知行動理論は，不安や抑うつなどに対する認知行動療法の基盤となるものである．

⑤ヘルス・ビリーフ・モデルは，保健行動モデルとしてはもっとも古典的なものであり，どんなに環境が整っていても，疾病罹患に対する主観的な重大性や罹りやすさの認識など，4つのビリーフ（信念）がなければ，保健行動には結びつかないことを示したモデルであり，患者側の主観や主体性の重要性が強調される．

⑥社会的認知理論は，「観察学習（モデリング）」という現象を端緒として，患者や人々の「結果期待」と「効

表1 本書で取り上げるテーマと背景となる行動理論・モデル.

章	テーマ	行動理論・モデル
1章	幼児期の保健指導におけるモチベーション	動機づけ理論
2章	生活背景・生活習慣へのアプローチ	MIDORIモデル (PRECEDE-PROCEED MODEL)
3章	歯科治療の不安・恐怖への対応	認知行動理論
4章	心配性の親への対応	ヘルス・ビリーフ・モデル
5章	無関心・無反応な親への対応	社会的認知理論（社会的学習理論）
6章	学齢期のセルフケアの定着	段階的変化モデル（ステージモデル）
7章	思春期・反抗期の対応	自己決定理論

力期待」という2つの予期機能を通して，行動発現のメカニズムを解明しようとしたものあり，ここで提唱された「自己効力感」という概念は，保健指導にきわめて有効である．

⑦ MIDORIモデルは，地域における健康教育の立案・実施・評価のステップを示したモデルであるが，個人の保健行動の変容・維持を図るための立案と評価にも十分活かすことができる．

各章の構成および活用法

各章は，「章の概要」，「事例」，および「行動科学の理論の解説」から構成されている．

1）章の概要（冒頭の章扉部分）

ここでは，各行動理論・モデルにおける「鍵概念」と「技法・評価尺度」を示している（図1）．

「鍵概念」は，いずれも保健指導にきわめて重要な考え方であり，その意義を安易に解釈するのではなく，学問的背景を踏まえて理解してほしい．

「技法・評価尺度」は，実際の保健指導を行い，評価するために必要な項目である．また，取り上げた事例の概要を記し，その章における事例の位置づけが短時間で理解しやすいように配慮した．

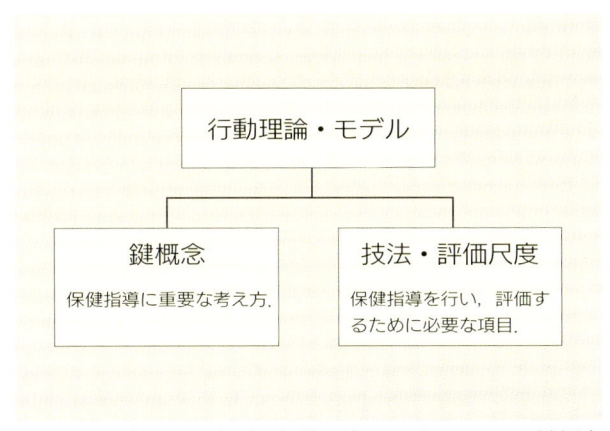

図1 その章で取り上げる行動理論・モデルにおける鍵概念と技法・評価尺度（章扉）．

2）事例

各章共通の組み立てとして，章ごとに3つの事例を取り上げている．各事例は，①初診時の状態とその後の経過，②具体的場面，③事例の分析と課題で構成され（表2），最後にまとめとして「本事例から学ぶこと」を掲載し，取り上げた個別の事例から見出される一般性・普遍性を「原則」「避けるべきこと」「技法」に分けて紹介している（表3）．「本事例から学ぶこと」には保健指導の具体的ポイントが箇条書きで示されているので，まとめて読めば，その章の実践的な要約になると考えられる．

表2 事例の構成.

①初診時の状態とその後の経過
　患者情報を提示し，主訴と治療にかかわる要望を明記するとともに，医療者側がどのように診断とアセスメントを行い，治療・保健指導計画を立てたかなど，経過を解説．

②具体的場面
　患児や保護者に対する医療者の対応を具体的な場面(セリフ形式)で提示することで，どのようにアプローチしたか，その手技・手法も交えて紹介．時間の経過とともに患児・保護者のセリフや医療者との関係性がどう変化していったか，そのプロセスに着目してほしい．

③事例の分析と課題
　本事例を通じての自己評価や反省，学んだこと，実際の診療にどう活かしていくか，その分析と展望，方針などを提示．

表3 事例のまとめ(本事例から学ぶこと).

①原則
　患児・保護者に対して，どうアプローチすべきか．

②避けるべきこと
　患児・保護者へのアプローチの際，どこに落とし穴が予想されるか．

③技法
　落とし穴にはまる危険を避け，原則に基づいてアプローチするための具体的な方法・ヒント．

　事例では，各筆者の歯科医院が独自に作成し，活用しているリーフレットや問診票などをできるだけ掲載し，読者が自院で作成する際の参考になるように留意した．また，各事例の執筆者は，30歳代から50歳代の歯科医師を中心に，いくつかの事例は歯科衛生士が執筆している．筆者の年齢や臨床経験，診療環境などによって，各事例における行動科学的な視点やアプローチに違いがあるので，読者がそのままでは受け入れられない対応もあると考えられる．しかし，読者にも自分の年齢や経験に照らして，「そのとき，自分ならどうするか」と考えながら自院での保健指導を振り返れば，いずれの事例にもいくつかのヒントが見出されるだろう．

　なお，読者に各事例のイメージができるだけ湧くように，なるべく写真を掲載するように努めたが，適切な写真がなかった場合には，その場面を再現して撮影した写真を掲載した．

3) 行動科学の理論の解説(行動科学の目)

　その章で取り上げた事例をもとに，行動理論・モデルの歴史的な背景や具体的内容と保健指導における意義について解説している．末尾にはこの行動理論からみた事例の解説が記されているので，各事例のまとめ(本事例から学ぶこと)とは異なった視点で，各事例を捉え直すことができる．まず，事例を読み，「行動科学の目」で理論を学習してもよいし，逆に「行動科学の目」を読んでから，その理論への理解を深めるために各事例を読んでもよい．

おわりに

　臨床の場面で歯科医師にまず求められる役割は，診査・検査を通して病態を把握し，診断と治療方針を立てることである．つぎに，これを目の前の患者に説明し，同意が得られれば治療が開始される．このとき，医療者は患者に理解してもらおうと努めるので，これがうまくいかないと，「この患者はちっともわかってくれない！」となる．しかし，もっと大事なことは，「理解してもらうこと」よりも相手を「理解すること」「理解しようとすること」である．それが，「理解してもらうこと」の近道であると気づいている医療者が，ストレスなく患者－医療者関係を築くことができると考えられる．

　本書を通じて「患者に接した医療者が患者との交流の中で職業的な喜びに目覚めていくような関係とプロセスを重視する医療のあり方」への理解と共感を深めていただければ幸いである．

第 1 章

> おやつを欲しがって

> 仕上げみがきが大変！

生活習慣を育むモチベーションどう高める？

―行動理論・モデル ：「動機づけ理論」―
―鍵概念　　　　　：「強化」「自己決定」「外発的動機づけ」「内発的動機づけ」―
―技法・評価尺度　：「交流分析」「コミュニケーション技法」「健康情報の提供」―

事例1：保健指導を「聞いているようで聞いていない」親子の行動がなぜ改善したか

事例2：発達段階に応じた歯みがき習慣定着のための母子一体のアプローチ　―メディアを利用して

事例3：母親を通して祖父母へのアプローチを取り入れた間食指導

　本章では，歯みがきの習慣化のためのはたらきかけと間食指導を事例にあげ，保健指導の場面でよく用いられる用語である「動機づけ（モチベーション）」について考える．小児の保健行動の定着には，家庭での生活環境に左右される面が強く，通常そのキーパーソンは母親である．したがって，小児への動機づけは同時に母親への動機づけとなることが求められる．この動機づけには，「外発的動機づけ」と「内発的動機づけ」があるが，重要なことは，保健指導という外発的動機づけが，患者の内発的動機づけのきっかけとなった場面やその後のプロセスを医療者側がどのように認識し，患者の変化を理解していくかである．**事例1**では，医療者側の説明を「よく聞いている」にもかかわらず，容易には行動変容につながらなかった母親と小児への対応を10年間の経過のなかで紹介する．**事例2**は，歯みがきを嫌がる2歳の幼児に対して，1年かけてその発達段階に合わせた保健指導を行ったケースである．**事例3**は，定期健診時にみつかった初期う蝕から，医療者側が患児の生活環境の変化を推測し，母親との会話の中で問題点が明らかになった祖父母へのアプローチを，食事記録を通して図ったものである．

事例 1

保健指導を「聞いているようで聞いていない」親子の行動がなぜ改善したか

松岡順子[1]　荒井郷子[1]　深井穫博[1,2]
1）埼玉県三郷市開業：深井歯科医院　2）深井保健科学研究所

はじめに

　保健指導の場面で，保護者が歯科医師や歯科衛生士の説明を熱心に聞いているにもかかわらず，その後も子どもの仕上げみがきや間食摂取の状況は好転せず，保健行動の定着につながらないことがある．この保健指導に対するコンプライアンス行動を考えたとき，説明をなかなか受けつけないタイプや反応に乏しい場合には，医療者側もすぐに気づくことができる．しかし，保護者の応答から，医療者側が自分の説明が受け入れられたと誤解してしまう場合，その保護者の心理・行動を理解し，対応を修正することは意外にも難しい．この多くは，医療者側が患者や保護者の反応や生活の背景を見過ごし，そのコミュニケーションにおいて裏面的交流[1,2]に陥ったことに起因する（図1）．この場合，お互いの意図が伝わらないので，患者の保健行動の変容に必要な「内発的動機づけ」を期待することはできない．

　本事例は，患児が1歳7か月から11歳5か月までの約10年間で，歯科医師や歯科衛生士の歯みがきや間食のとり方へのアドバイスを母子がよく聞いているようであったのに，口腔清掃状態や間食のとり方に改善がみられず，乳歯のう蝕が増えていった場面を取り上げる．数年後にはじめて，医療者自身の誤解や母親の行動の一端を理解できたケースである．

1 初診時の状態とその後の経過

◎**患者情報**

1．氏名（仮名）
・Y.S.

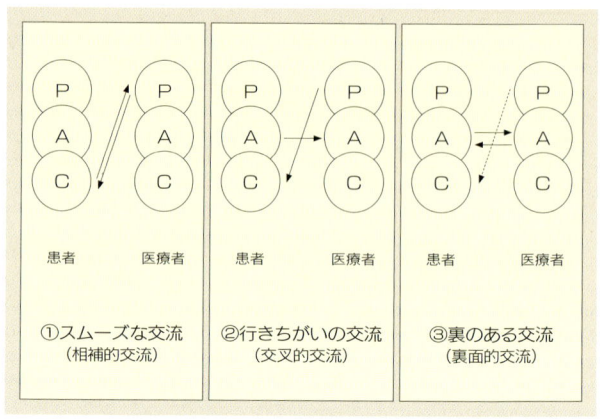

図1　交流分析における会話分析（Transactional Analysis）[1,2]．1957年に米国の精神科医 Berne E が考案した平易な精神分析法．心のはたらきを親の心（P：Parent），大人の心（A：Adult），子どもの心（C：Child）の3つに分け，この記号を用いて，医療者と患者のコミュニケーションのパターンを類型化した．

2．初診時年齢・性別
・1歳7か月（1997年11月）・女性

3．家族構成
・父，母（専業主婦），娘の3人家族．2003年12月に息子（弟）が誕生し，4人家族になる．

4．生活習慣
・チョコレートやケーキなどの甘味を覚えたのは，1歳頃．1歳6か月頃までスポーツ飲料を哺乳びんで飲ませていた．好き嫌いが多い．2000年（4歳）より幼稚園に通うが，給食は残しがち．ご飯は，やわらかいものが好き．ジュース類をよく飲み，とくにスポーツ飲料が好き．
・2001年12月（5歳9か月）より，フッ化物洗口（ミラノール®）を開始．

5．口腔内状況
・口腔清掃状態は，初診時はプラークが全顎的に付着．1歳頃から母親による仕上げみがきを行っているが，家では歯みがきを嫌がり，なかなかみがかせてもらえない状態であった．

第1章 生活習慣を育むモチベーションどう高める？

・2007年9月現在（11歳5か月），永久歯 24，カリエスフリー（DMFT 0）．口腔内はさっぱりとし，口腔清掃状態良好．

子どもの口腔清掃状態がなかなか改善しない

1997年11月（1歳7か月）に，「1歳6か月健診でむし歯があるといわれたので，進行止めの薬を塗ってほしい」と，母子で初めて来院．診査の結果，上顎前歯歯頸部にう蝕がみられ，サホライド®塗布が行われた．口腔清掃状態は，全顎的にプラーク付着がみられ，母親が仕上げみがきをやろうとしても，本人が嫌がり，家ではなかなかやらせてもらえない様子であった．そこで，歯科衛生士が仕上げみがきについての指導を行ったが，家での仕上げみがきを嫌がるのは1998年9月（2歳5か月）および1999年8月（3歳4か月）の2度の来院時まで続いた．

その後，2000年2月（3歳11か月）来院時，$\overline{D|D}$ と $\overline{D|D}$ の隣接面に C_2 のう蝕が新たにみられ，CR充填およびインレー処置が行われた．間食の状況を尋ねると，チョコレートやアメなどを1日中だらだらと食べていることがわかった．そこで，間食の回数とう蝕の関係についてスライドを使って説明し，家でも読み直せるように同内容のリーフレットをわたした．あわせて6日間の食事調査を行った．これまでも来院時に歯みがきや間食指導を行っており，歯科医師や歯科衛生士の話を，母親は子どもにも「よく聞いてね」と声をかけながら，とてもよく聞こうとしている様子であった．しかし，今回の結果から，院内で行われている症例検討会の症例として取り上げ，保健指導について再検討した（図2）．

よく聞いているようで聞いていない?!

2000年3月に行われた症例検討会で，院長から「それは，Yちゃんのお母さんが他人の説明を"とてもよく聞いているようで聞いていないタイプ"だからじゃないのかな」というアドバイスがあった．歯科衛生士はずっと「親子とも説明をよく聞いている」と思っていたので，思いもよらない意見に「そうなのかな」と半信半疑であった．症例検討後の来院時に

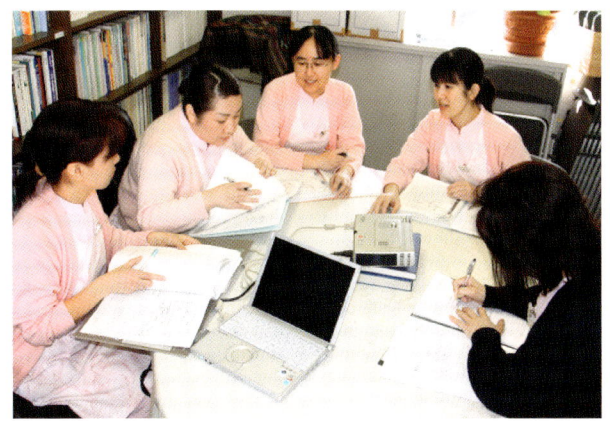

図2　筆者らの医院で毎月1回行っている「歯科保健指導のための症例検討会」の風景．

も，歯科衛生士は母親への対応を変えられなかったが，歯みがきをYちゃん自身が頑張ってやってきたことを歯科医師に褒められてから，態度に変化がみられた．しかし，その後も，何か症状があるときだけの来院であり，その間に $\overline{A|A}$ および $\overline{E|E}$ にう蝕がみられ，保存処置が行われた．来院のつど，説明に耳を傾ける母親とYちゃんの態度からは「よく聞いているようで聞いていない」とは認識できず，そのことを確信し，それまでの対応を見直すようになったのは，院長の指摘からさらに4年も後であった．

2 具体的場面

2000年2月（3歳11か月），前回の来院時に，これまでYちゃんの歯みがきは母親が主にやってあげていたとのことなので，歯科衛生士から，「4歳になるので，そろそろYちゃんも自分で歯みがきを頑張ってやってみるように」と，Yちゃんと話をした後の来院時の様子である．

Yちゃん：（歯科医師を見るとニコニコして）あのね～，今日は自分で歯みがき頑張ってきたよ～！

Dr：お～，そうかそうか～．それは偉かったねぇ！

母親：先生に「ジュースよりお茶を」といわれてから，麦茶をよく飲むようになったんですよ!!

Dr：へぇ～，そうか～．どれ？　よくみがけているか，先生がみてあげよう！

(口腔内を観察後)あ～っ，本当だ！　よくみがけてる！　……でも，もっと上手に歯みがきができるように練習をしようね！
Yちゃん：(ニコニコしてうなずきながら)うん！

　これをきっかけに，今まで緊張気味だったYちゃんが，初めて笑顔で話すようになった．この後，歯科衛生士から歯みがきと間食の指導が行われ，Yちゃんと次回までの約束をした．

DH：今度，おうちで歯みがきするときに，歯ブラシがちゃんとあたっているかどうか，鏡を見ながらやってみてごらん？
Yちゃん：(少し間をおいて)うん．……あとね～，夜食べてたチューチューアイスやめてみる！
DH：やめられそう？！　じゃあ～，お約束ね！
母親：(笑顔で聞いていた後)……フー(ため息)．

　会話の最後に母親が，表情は笑顔であるのに，ため息をついている様子が少し気になったが，そのときは深く尋ねることはしなかった．そして，次回来院時には，約束どおりチューチューアイスをやめられていた．母親からも「前回，先生に褒められたことがうれしかったのか，自分で鏡を見ながら歯みがきをするようになったんです」との話があった．しかし，その後もう蝕は増加していった．

6歳臼歯が生えてきた！

　2002年4月(6歳0か月)来院時，Yちゃんは診療室に入ってくるとすぐに，楽しみにしていた6歳臼歯のことを教えてくれた．歯科衛生士がみると，咬頭部が右上と左下から萌出しはじめていた．

Yちゃん：ねぇねぇ～，6歳臼歯生えてきたよ！
DH：Yちゃん，よかったね～！　大人の歯は，むし歯にならないように……，これからしっかりみがき方を練習しておこうね！

　こう話すと，Yちゃんもうれしそうな様子がみら

れた．しかし，「お風呂に入っている間，アメをなめている」とのことなので，「生えたばかりの永久歯はう蝕になりやすい」ことを説明したところ，本人も納得したようであった．このときはまだ「話を聞いてくれているし実行してくれる」と疑わなかった．

初めて「健診」を主訴に来院したが……

　2003年2月(6歳11か月)に初めて「健診」を主訴に受診．以後2007年9月現在まで，6か月ごとに継続的に受診している．2003年12月に弟が生まれ，お姉さんらしくなったYちゃんは，口腔清掃状態も良好になってきたが，2004年2月(7歳11か月)来院時には，また全顎的に歯頸部にプラーク付着がみられた．歯科衛生士が間食のことを尋ねると，

母親：最近，スポーツ飲料をよく飲んでいます．
Yちゃん：あのねぇ～，冷蔵庫の中にお菓子がいっぱい入っているから，ついつい食べちゃう！

という返事．このときようやく「聞いているようで聞いていない！」と認識できたのである．

9年後，弟の健診開始を機にようやく改善へ

　2006年8月(9歳4か月)来院時に，母親から「もうすぐ3歳になる息子をフッ化物塗布に連れてきてもいいでしょうか？　泣くと思いますが，今度は娘のように"むし歯だらけにしない"ようにしないと」と歯科衛生士に相談があった．そして，同月から弟も定期健診を受診するようになった．

　その後，2007年現在までYちゃんの永久歯にう蝕はなく，甘味摂取頻度も適切で，ようやく良好な口腔内状態が保たれるようになった．

3　事例の分析と課題

　幼児期の保健指導は，母子一体のものとして対応されなければならない．歯みがき習慣は，患児の発達段階に応じて定着がみられるものであるが，適切

第1章　生活習慣を育むモチベーションどう高める？

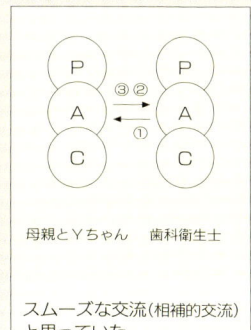

図3　相補的交流と誤解した会話．歯科衛生士の説明をYちゃん親子はよく聞いていると思っていた（2000年）．

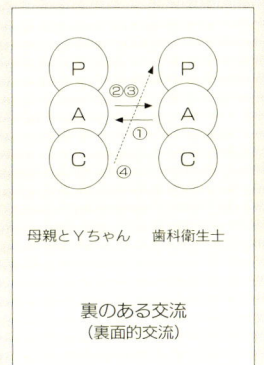

図4　裏面的交流に気づいた会話．Yちゃん親子がよく説明を聞いているというのは歯科衛生士の思い込みだった（2004年）．

なきっかけを本人に与えるという歯科医療者の役割は大きい．本事例の場合，3歳を過ぎた時点での歯科医師，歯科衛生士の褒めることや永久歯の萌出という強化が，本人の歯みがき行動の変化に効果的であったように考えられる．しかし，母親の間食に対する態度は，初診時から9年後の弟の健診受診まで変わることはなかった．

この間，保健指導を担当した歯科衛生士は，母親がよく説明を聞いていると思い込んでいたので，2000年2月来院時のYちゃん親子との会話もスムーズな交流（相補的交流）となっていると認識していた（図3）．これが「説明をよく聞いているようで聞いていないのでは」という院長の意見が正しかったと確信するようになるのは，さらに4年後のことであった．これまで何度も間食の指導を行い，母親もYちゃんもよく説明を聞いているようにみえていたにもかかわらず，1997年の初診時から7年が経過していても，間食のとり方にあまり改善がみられなかったからである．こうして，相補的交流パターンではなく，実は裏のある交流（裏面的交流）であったことが理解できたのである（図4）．しかしながら，その契機を保健指導に活かすことはできなかった．

一方，弟の口腔内は良好な状態が維持され，定期来院後には家庭での間食摂取状況も改善がみられている．本事例の場合，すでにう蝕ができている患児に対してどこかあきらめている母親の心理と，う蝕のない第2子への自尊感情（セルフ・エスティーム）を背景として，はじめて家庭での間食に対する態度を変えることができたのではと推測され，母親の自信をもっと高めるような保健指導を取り入れる必要があったと考えられる．

小児と母親へのアプローチの場合，長期的な受診と定期健診を通して，患者－医療者関係は構築される．この間，医療者側の保健指導に対する一貫した姿勢が求められるが，医療者が患者に対して一度もった印象の修正がいかに難しいか，再認識させられた事例である．"何か変だ"と気づいたとき，患者の言葉や態度をあるがままに見て，それを解釈するために，会話分析や動機づけ理論が有効であった．

―本事例から学ぶこと―

原則
・医療者のアドバイスを聞いているときの患児・保護者の心理を理解する．
・小児の発達段階にあわせた適切な強化を行う．
・保健指導は，母子一体で対応する．

避けるべきこと
・無理な目標設定や，その目標を医療者側が一方的に患者に押しつけること．
・聞いていないのに「よく患者が説明を聞いている」と思い込み，医療者が自分の対応に満足してしまうこと．
・患者の対応に困ったときに，医療者側が同僚や別の立場の者の意見を聞かずに，一人で対処しようとすること．

技法
・「強化」による「内発的動機づけ」．
・医療者と患児・保護者との意思の疎通を確認するための「交流分析」．
・「自己効力感」を高めるコミュニケーション．

事例 2

発達段階に応じた歯みがき習慣定着のための母子一体のアプローチ —メディアを利用して

平出吉範
長野県伊那市開業：ひらいで小児歯科医院

はじめに

「歯みがきをしなければむし歯になる」ことは，保護者の多くはわかっているが，その一方で，子どもが保護者の仕上げみがきを嫌がる場合や，時間をかけたていねいな歯みがきに集中できない場合に，どのような対処をしたらよいかについて，迷っているケースもしばしばみられる．この背景には，幼児期のう蝕の原因と予防法に関する保護者の認識が明確でないことや，幼児期の発達段階を無視した対応が影響している場合が多い．

たとえば，1歳半頃になると子どもには自我が発生する．それまで何とか仕上げみがきができた子どもでも，いうことを聞かなくなったり，かんしゃくを起こしたりするのは自我の発生のためで，むしろ正常な発達の一過程といえる．寝かせみがきの時間じっと我慢して頑張るという自制心が出るのは2歳過ぎで，小笠原らの研究[3]では，寝かせみがきに対するレディネス（学習に必要な身体，知識，経験などを有する状態）は2歳半以上と指摘している．本来，こうした小児の発達段階を加味した保健指導が求められるが，臨床の場面では，口腔清掃状態の悪化やう蝕の発症などに目を奪われ，その場の対応に追われる結果，あまり考慮されない場合も少なくない．

そこで，本事例では，患児が2歳前から3歳までの約1年間の経過の中で，保護者と子どもの歯みがきに対するモチベーションについて振り返った．発達段階に合わせてTSD(Tell-Show-Do)法［病気や治療内容などを説明(Tell)し，口腔内や器材などを見せた(Show)うえで，実際に治療を行う(Do)技法］や「褒める」強化を段階的に保健指導に取り入れることで歯みがき習慣の定着を図ったケースである．

1 初診時の状態とその後の経過

◎患者情報

1．氏名(仮名)
・M.K.
2．初診時年齢・性別
・1歳11か月(2004年9月)・女性
3．家族構成・職業
・父，母，子の3人家族．
・両親とも教員で，母親は出産を期に退職し，現在は専業主婦．
4．生活習慣
・間食は1日に1回で，時間を決めて与えている(乳酸菌飲料，ヨーグルト，ビスケット，果物，アイスクリームなど)．
・歯みがきは毎日夜寝る前に子ども自身と母親の仕上げみがき．しかし，嫌がるときはみがかない．
5．口腔内状況
・$\frac{D+D}{D+D}$萌出．$\underline{A|A}$ C_2(2004年9月時点)．

仕上げみがきを嫌がって大騒ぎ！

2004年9月に上顎前歯のう蝕治療とフッ化物塗布を希望して初めて来院．$\underline{B\,A|A\,B}$近心隣接面にC_2，$\underline{A\,B}$にCOが認められた．近隣K市の1歳半健診で指摘されての来院であったが，以前より前歯が白っぽくなっていたことに母親も気づいていた．

う蝕はC_2であったが，治療の緊急性を認めなかったため，応急的にサホライド®を塗布した．むしろ，早急に改善が必要と思われたのは，間食習慣と歯みがき習慣であった．母親は「仕上げみがきには毎日苦労している」とのこと．そこで，う蝕発症のメカニズムとともに，間食のとり方と仕上げみがきの考

第1章 生活習慣を育むモチベーションどう高める？

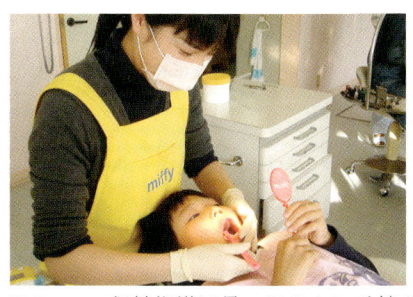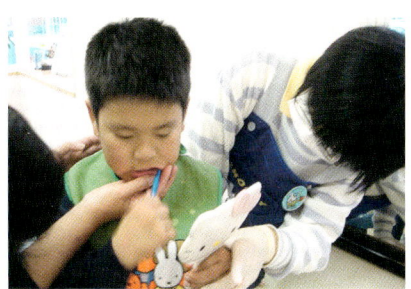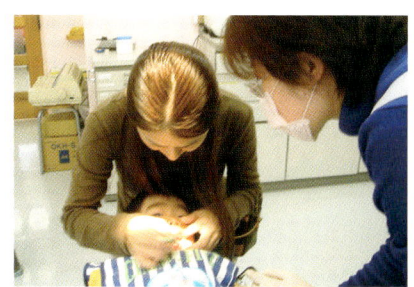

図5a-c 保健指導風景．子どもに手鏡を持ってもらい，部位やみがき方などを実際に見てもらいながら説明したり(a, b)，母親に仕上げみがきをやってもらう(c)など，実践的な指導を心がけている．

図5a│図5b│図5c

え方について説明した(図5a-c)．母親の関心と協力をいかに引き出していくかが成功のカギと考えた．

嫌がっても少しずつみがいている！

つぎに来院したのは，4か月後の2005年1月(2歳3か月)で，すでにEの萌出がはじまっていた．以前より口腔清掃状態は向上し，「嫌がってもみがくようにしており，以前よりも拒否行動は少なくなった」とのこと．母親の陽性強化につながることを期待し「努力した甲斐があったね！」と褒めた．

午前中とお昼寝後の機嫌のよい時間に，今注意すべき部位を中心に上下に口腔内を分けて歯みがきすることを提案．また，歯みがきをしたら，褒めてあげるようにお願いし，Mちゃん自身への陽性強化も図った．あわせて，「寝かせみがきの適応は2歳半くらいからで，それ以前では拒否的な行動を示すことが多い」ことを説明した．前歯部の指導とあわせて，第二乳臼歯の小窩裂溝のリスクについて，図版やリーフレットを用いて説明(図6)．フィッシャー・シーラントの必要性を伝えた．また，完全萌出までの仕上げみがきについて指導．子どもへの歯みがき指導は「3歳を過ぎて部位認識の準備性が整ってから説明したほうが効果的で，それまでは玩具の延長で，毛先の開いてしまった歯ブラシでも持たせて親の模倣をさせるのみでもいいのでは」と考えた．

継続しているものの，就寝前は嫌がる

3か月後の2005年4月の来院時(2歳6か月)，1月からはじめた午前中の歯みがき習慣は継続しているものの，口腔清掃状態は「あと一歩」といったとこ

ろで，プラークが下顎乳臼歯歯頸部に多くみられた．「午前中とお昼寝後は，拒否行動も出ずに仕上げをさせてくれるようになったが，就寝前は嫌がる状態が続いている」とのこと．また，市の2歳児健診で歯みがき指導を受け，「"大変なのは，うちの子だけではない！"とわかった」との話があった．

このとき，実際にビデオで歯みがきシーンを見ながら，母子で真似をする練習を行った(図7)．この母親の寝かせみがきと本人がみがいている場面のビデオを貸し出し，これを見ながらの母子の歯みがきは，この指導以後，家庭でも行うようになった．

臼歯部に白濁が！

5か月後の2005年9月の来院時(3歳0か月)，乳臼歯歯頸部に白濁がみられた．母親には，脱灰の意味と部位を認識してもらい，再石灰化の可能性について説明するとともに，3歳というMちゃんの発達段階を考慮し，それまでの「褒める」だけではなく，ときには「注意を喚起する」必要もあることを伝えた．そして，初めてMちゃんに歯ブラシを持たせて，順位性の低い左下臼歯部咬合面からブラッシング指導を開始した．

2 具体的場面

—2005年1月来院時(Mちゃん：2歳3か月)—

Ｄｒ：Mちゃんは毎日どんな感じで歯みがきしてるのかな？　結構「ヤダヤダ」いうでしょう？

母親：歯みがきが嫌いで，毎日大変なんです．歯ブラ

17

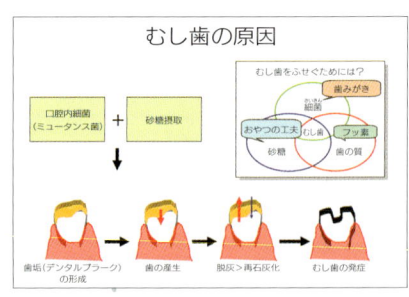
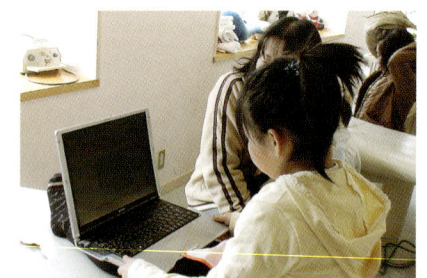
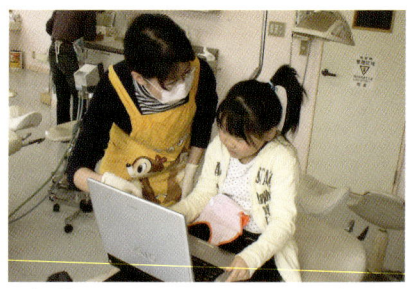

図6　う蝕に関する指導媒体の一例.　　図7a, b　ビデオを利用した親子への歯みがき指導の風景.　　図7a｜図7b

シもすぐ噛んじゃって．
Ｄｒ：（持ってきた歯ブラシを見て）これじゃ，歯ブラシも1日ともたないなぁ（笑）．
　　　Ｍちゃんが最初にみがくの？
母親：ええ，自分でみがくときは機嫌がいいんですが，仕上げは大騒ぎで困っています．「無理やりみがくとトラウマになって，ずっと歯みがきが嫌いになる」って聞いたものですから……
Ｄｒ：1歳や2歳の子は，自分では満足にみがけないからなぁ．髪の毛を洗うときはどう？
母親：それも嫌がって大騒ぎですね．
Ｄｒ：でも洗うでしょ？　小さい頃に嫌がったから，トラウマになって髪を洗えない大人の話なんて，聞いたことないなぁ．それに，この年齢の子で仕上げみがきを嫌がるのは"自己主張ができるようになった"ということで，むしろ"正常に発達している"ってことだからね．
母親：そうなんですか？!
Ｄｒ：それと，この年齢では，歯ブラシと玩具の区別は難しいから，自分で持たせても噛んですぐダメにしちゃうよ．くわえたまま転んでケガをした子もいるから，自分で持たせるのはもっと後からでも大丈夫．慌ててできないことをやらせるより，ゆっくりと発達に合わせて，順番に練習していったらいいですよ！

　このような会話の後，Ｍちゃんの仕上げみがきの方法として，比較的機嫌のいい午前中と，午後のお昼寝後を見計らって，上下に口腔内を分けてみがき，就寝前は習慣づけの意味で，簡単にみがいて終わりにするように指導した．また，できたときは，褒めたり，ごほうびをあげるなどの工夫を提案した．

――2005年4月来院時（Ｍちゃん：2歳6か月）――
Ｄｒ：Ｍちゃんの歯みがきは，その後どうですか？
母親：何とか．寝る前は嫌がるけど，昼間はだいぶさせてくれるようになってきました．
Ｄｒ：よかったですね．みがきにくい所はある？
母親：う〜ん……　私がみがくと「痛い！」といって，あまり口を開けてくれないかな．口を開けてくれないと，中が見えないから無理やり開けさせようとして，もう格闘です！
Ｄｒ：今は大きく開けられているのに？
母親：そうなんです．ここでは別人です！
Ｄｒ：そっかぁ……　それじゃあ，仕上げみがきのお手本のビデオがあるから見てみましょうか．（ビデオを見終わって）どうでした？　実際に家でいつもやっているのと比べて？
母親：みがくのにそれほど力を入れなくていいんですね．「汚れを落とさなきゃ」と思って，今までかなりゴシゴシみがいていました．
Ｄｒ：お母さんの気持ちはわかるけど，力いっぱいみがいたら，Ｍちゃんには痛いよね．毛先がちゃんと当たれば，汚れは落ちるからね．
母親：みたいですね．
Ｄｒ：それでは，ビデオをお貸ししますので，家でも同じようにやってみてください．

――2005年9月来院時（Ｍちゃん：3歳0か月）――
母親：そろそろ歯みがきを教えたほうがいいですか？
Ｄｒ：そうだね……　3歳になったから少しずつ練習していっていい頃だね．ただ，歯ブラシを持た

せると遊んでしまうだろうから……　歯みがきのビデオは，家でも見ていますか？
母親：ええ．大好きでよく見ているんですよ！
Ｄｒ：じゃあ，いいね！　そのときに，お母さんも一緒に楽しく練習するといいよね．もしＭちゃんが違う所をみがいていたら，直してあげて．やみくもにみがくのではなく，順番を決めて，順序よくみがくようにしてみてください．
母親：（Ｍちゃんを見ながら）ねっ，Ｍちゃん．お母さんと一緒に歯みがき練習してみようね！
Ｄｒ：あっ，でも，まだ本人だけでは完全にみがけないから，仕上げは必ずしてあげてください．

ＤＨ：ねぇ，今日はＭちゃんが自分で歯みがきをしてみようよ．家でもちゃんと歯みがきしてる？　どんなふうにしてるのかな？
Ｍちゃん：（適当にみがきだす）
ＤＨ：Ｍちゃん，右ってどっち？
Ｍちゃん：えっと，こっち！
ＤＨ：（母親に）上下左右が理解できているようですから，今日は左下の奥歯をみがく練習からはじめましょう．
　　　（Ｍちゃんに）左の下の歯，みがいてごらん？　そうそう，上手にみがけるね！　今度は，お姉さんと同じように歯ブラシ持てるかな？
Ｍちゃん：（うまくできずに，適当に持ってみがきだす）
ＤＨ：ちょっと難しい？　（Ｍちゃんの手をとって）こんなふうに持ってごらん．そうそう，そのほうがお姉さんの持ち方になってるよ．一緒にみがけるかな？

　Ｍちゃんは，自制心も発達して一定時間じっとしていられるようになり，今回の指導内容は，次回の健診までの母子の宿題としてもち帰ってもらった．

3 事例の分析と課題

　本事例では，「寝かせみがきのモチベーションをどのように高めるか」という点に関して，小児の年齢が２歳以前の場合に発達段階に合わせて指導したケースを紹介した．このケースでは，母親との会話の中で，母親の疑問や了解点を見逃さないようにし，母親が受け入れやすい指導内容を，患児の年齢にあわせてタイミングよく提案することに留意している．

　具体的な手法としては，TSD法が有効であった．まず，言葉やリーフレットなどを使用して，歯ブラシが口腔の大きさに合ったものかどうかを，続いて，持ち方や体位のとり方を説明した．つぎに，歯科医師や歯科衛生士が実際の仕上げみがきを行って見せた．最後に，保護者にそのやり方を模倣させ，できなければ言語教示と，身振り手振りによる身体的促進を行って指導した．指導内容は，多くなりすぎると定着しないため，ゆっくりでも少しずつ着実にステップを重ねることが大切であると考えた．指導した内容は，次回来院時までの宿題とし，ステップ・バイ・ステップの対応を心がけた．今回の場合，とくにビデオを用いた指導が，母親や患児の「発見学習」につながり，有効であったと考える．

―本事例から学ぶこと―

原則
- 寝かせみがきの指導は，子どもが我慢できる年齢になるまでは小さな目標設定にし，そのつど，「褒める」強化を行う．
- 「TSD法」は，子ども本人だけでなく保護者にも用いる．
- 歯みがき指導は，姿勢，歯ブラシの持ち方，みがく部位，時間などを具体的に示す．
- 診療室で覚えたことを家で行った場合の課題を，保護者が自分で考えることで，発見学習できるように促す．

避けるべきこと
- 高すぎる歯みがきの到達目標を設定すること．
- 子どもが歯みがきを嫌がる場合に，「保護者の態度に問題がある」と批判的に対応すること．
- う蝕の発生など，口腔内の問題に目を奪われ，子どもの発達段階を見落とした対応をとること．

技法
- 言葉教示，身体的促進，メディアの活用などによって，歯みがきの具体的な方法を指導する「TSD法」．
- 保護者や子どもの習得段階に応じた適時の「褒める」強化．
- ゆっくり着実に習得できるスモールステップの保健指導．

事例 3

母親を通して祖父母へのアプローチを取り入れた間食指導

荒井郷子[1]　松岡順子[1]　深井穫博[1,2]
1）埼玉県三郷市開業：深井歯科医院　2）深井保健科学研究所

はじめに

　臨床における歯みがき指導と間食指導において，小児の保健行動の変容と定着には，その年齢・発達段階と食生活をはじめとする家族ぐるみの生活習慣・生活リズムが影響する．そして，ほとんどの場合，これらの家庭環境を形成するキーパーソンは母親である．そのため，小児への「動機づけ（モチベーション）」は，同時にその母親への動機づけとなることが必要である．ここでいう動機づけには，保健指導という医療者からの「外発的動機づけ」と，それがきっかけとなって本人がやる気になり，行動を変える「内発的動機づけ」という2つのステップがある．

　通常，この保健指導は，医療者による小児へのはたらきかけを保護者が同席して，それを見ながら学習する場合と，保護者に対して直接リーフレットや口腔内写真などを用いて説明する方法があり，多くの場合，これらは併用して行われる．家庭での生活習慣や間食の状況を調べる場合も，保護者と本人への聴きとりが必要である．

　ところが，個別のケースにおいては，保護者ばかりではなく，祖父母への対応が必要になることがある．このとき，祖父母への指導を，直接，医療者が行うことはまれであり，来院した保護者を通して，祖父母への情報提供が行われる．これは，保護者が家に帰って，診療室で得た保健情報を，入手したリーフレットなどを用いて祖父母に「話すこと」で，その知識の定着と内発的動機づけがさらに高まるという側面と，保護者が祖父母には直接いいにくい内容を，医療者からの助言を間接的に伝えることで，スムーズなコミュニケーションが容易になるという利点がある．

　本事例は，定期健診の過程で，口腔内にみられた初期う蝕から，医療者が育児環境の変化に気づき，食事調査を通して母親を介した祖父母へのアプローチと両者への動機づけを図った4歳の患児のケースである．

1　初診時の状態とその後の経過

◎患者情報

1．氏名（仮名）
・A.K.

2．初診時の年齢・性別
・4歳2か月（2002年1月）・女性

3．家族構成
・両親と祖父母と同居．2002年9月に妹が生まれる．現在は6人家族．第2子出産後から母親が仕事をはじめた．

4．生活習慣
・乳酸飲料やスポーツ飲料が好きで頻繁に飲む．
・おやつにアメ，ガム，スナック菓子をよく食べる．
・母親が仕事に出ている日中は祖母が面倒をみている．散歩に行った際におやつを買い与えている．
・母親は「できるだけむし歯を予防していきたい」と思い，おやつのとり方などの改善に前向きだが，祖母には強くいえない．

5．口腔内状況
・2007年9月現在（9歳）：歯数23（永久歯12，乳歯11），dmft 3，DMFT 0．口腔清掃状態：良好．
・ E の頬側に2003年から白濁がみられるが，進行せずにコントロールできている．

第1章　生活習慣を育むモチベーションどう高める？

「穴があいた」

　Aちゃんは，2002年1月（4歳2か月）に「右下の奥歯に穴があいている」ことを主訴に母親に連れられて来院．少しずつ治療に慣れさせながら，$\overline{D|D}$にインレー処置を行った．また，初診時にとった問診票では，日常の生活習慣にとくに問題はみられず（図8），保健指導では，おやつの頻度や内容の確認と仕上げみがきの練習を行った．母親からは，待合室に掲示してあった「シーラント」について質問があり，積極的な態度がみられた．定期健診を勧めたところ「はい，わかりました」という返事．3か月後の定期健診では，口腔内にとくに問題はみられず，「おやつもできるだけ時間を決めて食べるようにしている」とのことであった．その後も母親の出産をはさみながら3か月ごとの定期健診は継続していた．

定期健診で白濁が!!

　2003年8月（5歳9か月）の定期健診時に$\overline{E}$の頰側に白濁がみられた．それまで歯科衛生士は，母親の様子とAちゃんの口腔内状況から，おやつを含む砂糖摂取についてコントロールができていると判断していた．しかし，このとき「どこかに問題があるのでは？」と考え，それまではあまり細かくは聴いてこなかった家庭内のことを尋ねた．すると，母親との会話から「下の子どもが生まれ授乳も落ち着いてきたので，最近，仕事をはじめ，昼間は祖父母に子どもの面倒をみてもらうことが多くなった」「祖父母がこれまで以上におやつをあげているのが気になるが，自分からはあまり強く『あげないでください！』といえないでいる」ことがわかった．

　そこで，どうしたら祖父母にも協力してもらえるかを一緒に考えていくことにした．

食事記録を記入してもらうと……

　まず，次回来院日までの1週間の食事記録を書いてきてもらうことにした．実際に書き出してみると，間食の回数や量が把握でき，「何が問題で，どこから減らしていけるのか」が，歯科衛生士にも母親にも具体的にみえてきた（図9）．また，その記入を祖

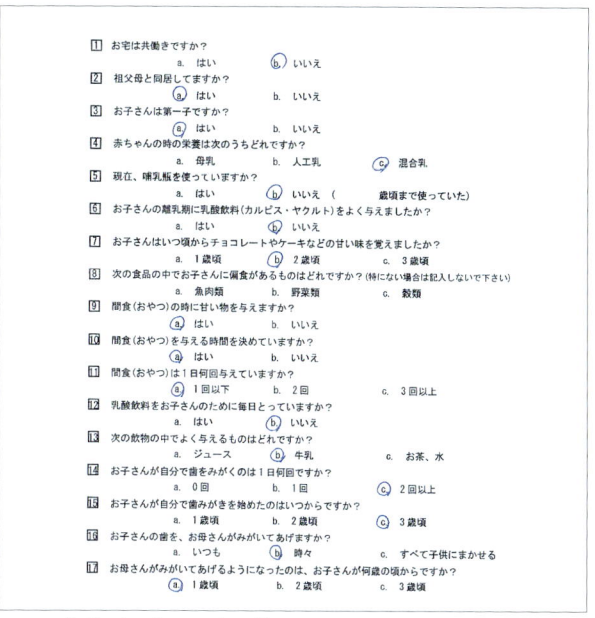

図8　初診時の「むし歯予防のためのアンケート」．「祖父母との同居」以外には，甘味摂取頻度，歯みがき状況に，とくに問題は認められなかった．

母に協力してもらうことで，歯科衛生士からの助言をスムーズに話題にすることができたようである．

2　具体的場面

　2002年9月，第2子の出産後，生活環境に変化がみられはじめたが，その後もAちゃんの定期健診は忘れることなく継続されていた．そのつど，歯科衛生士は気をつけるポイントを母親に説明するようにしていた．以下は，2003年8月の健診でAちゃんの臼歯部に初期う蝕が見つかったときの会話である．

DH：（母親に口腔内を見てもらいながら）今回ここが白っぽくなってきているのが見えますか？
母親：（のぞきこみながら）あっ，本当ですね．これってむし歯ですか？
DH：むし歯のなりはじめです．まだ穴はあいていないので気をつければ大丈夫ですが，今の状態だと心配ですね……　最近，おやつの量が増えたりしましたか？

21

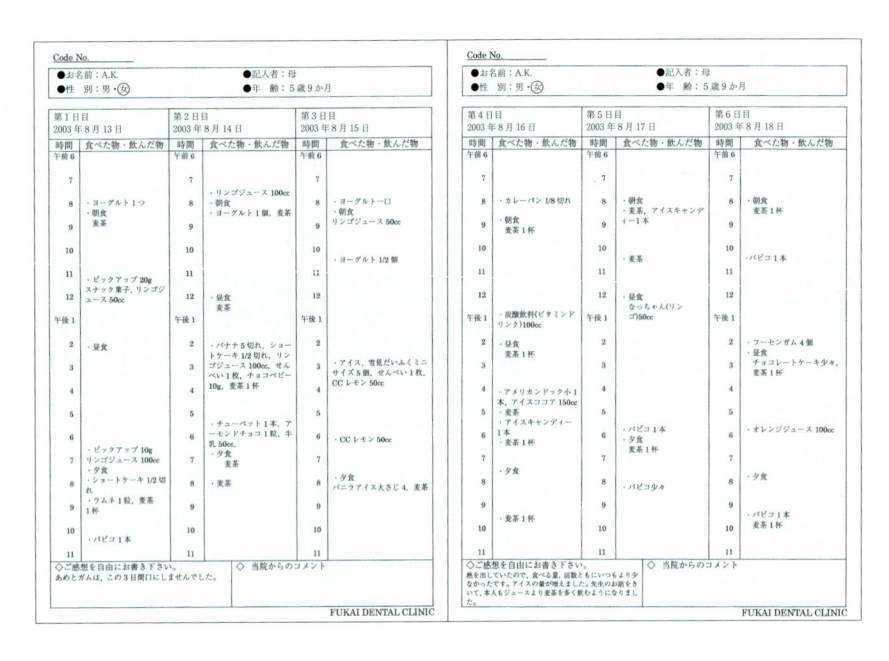

図9 間食を中心に母親に記録してもらった1週間の食事記録．記入に際しては，祖母にも協力してもらった．

母親：そうですね……　仕事をはじめて日中は祖父母に子どもをみてもらっているのですが……　散歩に行ったときに，アメを買ってもらっているみたいなんです．私はアメは買わないようにして，食べさせてないんですけど．夜の歯みがきは私がしているのですが……

DH：そうですか．砂糖の量が増えると，夜の仕上げみがきをていねいにしても，むし歯になっていってしまいますね．

母親：ねだられるとついあげちゃうみたいなんですよ．自分の親だったらいえるんですけど……　なかなか強くいえなくて……

DH：嫁の立場だといいにくかったりしますよね．

母親：はい……

この後，次回来院日までの食事記録を依頼した．

DH：次回いらっしゃるまでの1週間に「何時に何をどれだけ食べたか」できるだけありのまま記入していただけませんか？　そのとき，おばあちゃんにお話を伺いながら，一緒に書くようにしてみましょう！

母親：わかりました．やってみます．

つぎの来院時，その用紙をみてどこの量を減らすのか優先順位を決め，また，この内容をどのように祖父母に話していくのか，どうすれば話しやすいのかを一緒に考えていった．

DH：食事記録を書いてみてどうでしたか？　おばあちゃんの様子はいかがでしたか？

母親：最初は少し「ムッ」としているようでしたが，書き出してみると，「結構食べているなぁ」と思ったようでした．私も昼間の様子が具体的にわかって，少し安心しました．

DH：そうですね．おやつの回数をまず減らしていくとよいですね．お母さんはどこを減らせると思いますか？

母親：実はこの用紙を記入していて，仕事をするようになってから，それまではなかった夜のおやつをときどき与えている自分に気づいたんです．

DH：夜ならお母さんも一緒なので，頑張ってみましょうか！

母親：はい．

DH：それから，むし歯をつくりやすいのは，飲み込むまでに長い時間口の中に入っているおやつなので，アメやガムは禁物ですよ．これは私もAちゃんと約束するので，おばあちゃんには「Aちゃんと私（DH）との約束を守らせるためなので」といってはどうでしょう？

第1章 生活習慣を育むモチベーションどう高める？

図10a 図10b

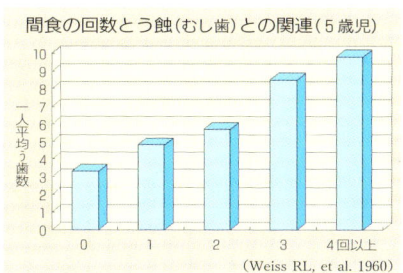
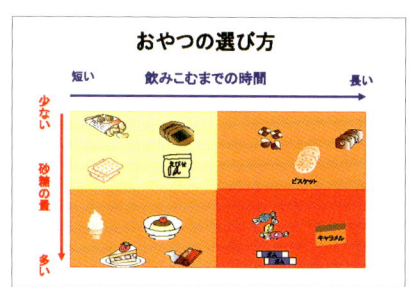

図10a, b　おやつに関するリーフレットの一部．間食回数とむし歯との関係を示すデータ(a)[4]と，おやつの選び方(b，文献5をもとに作成)を図示した．

母親：それなら，いえそうです．
DH：3時のおやつを選ぶことも楽しいと思うので，選び方のリーフレットをおわたしします(図10a, b)．おばあちゃんと一緒に，「どんなおやつがむし歯になりにくいか」考えてみてください．困ったことがあったら，次回教えてくださいね．

その後は祖父母の協力を得られ，おやつのとり方も改善でき，臼歯の白濁部も進行せずにコントロールできている．定期健診時には，Aちゃんが「今はどんなおやつが好きか」確認し，そのつど「今の時期に気をつけるポイント」を話すように留意した．

3 事例の分析と課題

　本事例では，初診時には母親が仕事をしておらず，子どもと日常的に接していたが，母親が数年後に仕事をはじめ，患児が祖父母と過ごす時間が長くなった結果，間食の摂取頻度が変わっていったケースである．医療者側は，初期う蝕がみられるまで，その生活環境の変化を見落としていたため，それに対応した保健指導をすることはなかった．
　このケースでは，定期健診時に口腔内の小さな変化から，歯科衛生士が「何か生活環境が変わったのではないか」と推測したことを契機に，解決へとつながった．とくに食事記録という具体的な目に見える資料を歯科衛生士，母親，祖母の3者が協同して作成する過程で，母親の育児に対する漠然とした不満が一部解消され，そのことが母親のやる気をさらに引き出したと考えられる．しかし，通常の定期健診の場面で，「前回から今日までに何か困ったことはありましたか？」といった質問はよく行われているが，医療者側に問題認識がない場合には，保護者や患児との会話から得られる情報は限られており，しかもプライベートな内容は聴きとりにくいため，生活環境の変化を見落とす危険が高いことを再認識することになった．
　祖母のモチベーションについては，食事記録という一度の介入で何を学習し行動変容につながったのか，長期間の定期健診を通して歯科受診を楽しんでいるようにみえる患児の様子を知ることで，その行動が強化されていったのかなどの点は明らかではなく，祖父母と母親とのコミュニケーションのその後の変化など，指導後の評価について確認する必要があると考えられる．

―本事例から学ぶこと―

原則
・保護者とのコミュニケーションの中からスムーズに問題点を探る．
・解決策を提示する場合には，保護者の家庭環境にあった実現可能なものにする．
・家族の中の保護者の立場を支援する態度を医療者がもつ．

避けるべきこと
・一方的な指摘をすること．
・生活環境の変化を示す口腔内のサインを見落とすこと．

技法
・食事記録を通して現状の問題点を把握し，改善の方策をともに考え，実行していく「認知行動療法」．
・保護者を通じた祖父母への「動機づけ」と「強化」．
・来院者の話に耳を傾け，受容する「傾聴」のコミュニケーション技法．

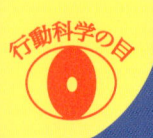

保健指導における動機づけ理論の展開

動機づけ理論に基づいたアプローチ

深井穫博
埼玉県三郷市開業：深井歯科医院・深井保健科学研究所

保健指導と動機づけ理論

本稿では，保健指導の場面でよく用いられる用語のひとつである「動機づけ（モチベーション）」について，これまでの研究展開とその理論的背景について概説する．

心理学では，人間を行動に駆り立てる要求，衝動，欲求，欲望などをすべて含む概念として，動機ないしは動因という用語を用いてきた．人が何によって動機づけられ，やる気が高まるかという「動機づけ理論（motivation theory）」は，1950年代から Maslow AH の5段階欲求説[6,7]をはじめとして，さかんに研究されるようになった．

通常，この「動機づけ」は，2つの意味で用いられることが多く，1つは「医療者が患者を動機づける」というように他者を仕向けるものであり，もう1つは「この患者は動機づけが高い」といったその人の行動にかかわる欲求の意味で用いられ，前者は「外発的動機づけ」，後者は「内発的動機づけ」に分類される（表1）．

これら「動機づけ」を説明する要素には，①認知（cognition），②情動（emotion），③欲求（need）があり，初期は，主に「動機の内容」に関する研究であったのに対し，現在は，「動機づけの過程」を重視した研究が多い[8]．

行動主義心理学と古典的条件づけ

これまでの動機づけ研究の発展には，19～20世紀半ばまでの心理学の研究成果が基盤となっている．

近代心理学の創設は，Wundt W が1879年にドイツのハイデルベルグ大学に心理学実験室を創設したことからはじまるといわれている．Wundt W は，自己の精神の内面を観察する「内観」という方法を用いて意識を観察・分析し，意識の要素と構成法則を明らかにしようとした．その後，米国では Wundt W 直流のコーネル大学の Titchener EB の構成心理学に対し，機能心理学を中心としたシカゴ機能主義といわれる学派が生まれた．

1900年にシカゴ大学心理学科大学院に入学した Watson JB は，1912年に行った講演で，それまでの心理学における「意識」と「内観」に反対し，「行動」を研究対象にすべきだと主張した．この客観的に観察可能な「行動」を中心にして研究する心理学の立場は，「行動主義」とよばれた．Watson JB の行動主義の背景には S-R 理論（刺激 - 反応）と環境主義があった[9]．また，19世紀後半のロシアでは，生理学を基盤とする客観的心理学が発展してきた．もっとも有名なものが，1902年に行われた Pavlov IP の「イヌの実験」であり，「古典的条件づけ（レスポンデント条件づけ）」，「条件反射」，「強化」という概念が提唱されていた．

1930年代になると，ネコやラットを被験体とする実験箱を用いた操作主義を導入して，学習を主要な研究対象とする「新行動主義」が現れるようになってきた．新行動主義では，刺激（S）と反応（R）との間に，生体（O）の個別的な特性があると考え，S-R 理論に対して S-O-R 理論と表現した．そして，米国の Skinner BF は，学習における強化随伴性に着目し，行動が起こる条件と行動の結果を実証的に解明し，行動分析学を確立していった[10,11]．Skinner BF は，エサを得るためのラットのバー押し行動を自発的行動（オペラント），これに随伴して提示されるエサを強化子とよび，「古典的条件づけ（レスポンデント条件づけ）」に対して，「生体が環境にはたらきかける自発的な反応」を「オペラント条件づけ（道具的条件づけ）」として区別した．Skinner BF の強化刺激を与えなくなるとその行動頻度が低下するという「強化と消去」や目標行動に近い行動順に強化を与えていくシェイピング（shaping）という概念は，プログラム学習におけるスモールステップの原則および系統的脱感作療法など，行動療法に広く用いられる原理となっていった．

「外発的動機づけ」から「内発的動機づけ」へ

1960年代以降になると，刺激としての賞罰がなければ学習が起こらないという考え方にも反論が出てきた．外からの報酬の手段としてではなく，ある行動をすること自体を求める欲求があり，この欲求は「内発的動機づけ」とよばれた．その端緒は，外からの報酬をともなわせるとかえって内発的動機づけが下がってしまうという現象（アンダーマイニング効果）であった．この実験のひとつに，カーネギー・メロン大学の大学院生であった Deci EL の，大学生を被験者としたパズル（ソマ）を用いたものがある（1971，1972）[12-14]．この

Deci EL の考え方は，動機づけの欲求論的アプローチのひとつであるが，この時期には認知論的アプローチも盛んになり，その代表的研究者の一人が Bandura A である．

そして，1980年代半ば頃には，これらの外発的動機づけと内発的動機づけを対立的に捉えるのではなく，連続的に移行することがあるのではないかと考えられるようになっていった．Deci EL は，この動機の内在化の過程を4つの段階に分類した (1985，図11)[13,14]．すなわち，
①外的調整：課題に対する価値を認めていないが，外部から強制されている状態．
②注入的調整：課題の価値は認め，自己の価値観として取り入れつつあるが，まだ義務感をともなっている状態．
③同一化調整：自己の価値観としてその行動の重要性を認識し，「自分にとって重要だからやる」といった積極的な理由をもっている状態．
④統合的調整：ある価値観と対立しない自己の価値観をもち「自己の目的として活動」している状態．

Deci EL と Ryan RM は，その後この内発的動機づけに関する研究を自己決定理論 (SDT：self determinant theory) として発展させていった (2002)[15]．この SDT では，人間のもつ3つの基本的欲求が前提となっている．すなわち，
①有能さ (competence) への欲求：環境に効果的にかかわろうとする欲求．
②関係性への欲求：他者やコミュニティーとかかわろうとする欲求．
③自律性への欲求：みずから行為を起こそうとする欲求．

また，これら3つの欲求には，階層性があることがその後の研究で示され (Shahar G, et al. 2003)[16]，「有能さ」が「関係性」に比べ，「自律性への欲求」に対する影響が強いと考えられている．この自己決定の概念は，保健指導の場面における「説明」や「目標設定」にきわめて重要である．

表1 外発的動機づけと内発的動機づけ．

動機づけ	人間観	教育観	誘因	関連する欲求
外発的	怠惰な存在	強制・管理	賞罰	依存，承認，所属等
内発的	自律的存在	援助・支援	学習課題	好奇心，探索欲求，自己実現等

動機づけのタイプ	非動機づけ	外発的動機づけ	内発的動機づけ
調整のタイプ	調整なし	外発的調整→注入的調整→同一化調整→統合的調整	内発的調整
行動の質	非自己決定の行動 —————————————→ 自己決定の行動		

図11 動機づけ・調整のタイプと自己決定の連続性 (Ryan RM & Deci EL. 2002を一部改変)．

本章の事例における動機づけの理論的背景

事例1では，「熱心に説明を聞いている」と判断された親への対応について，なかなか行動変容がみられず，効果的な動機づけに至らなかった10年間の経過が紹介されている．院内の事例検討会や交流分析などを用いて医療者側がみずからの誤解に気づき，対応を見直していくプロセスであり，患者を理解できていない場合には，強化を用いた外発的動機づけを何度行っても，相手の内発的動機づけには至らないという現象であった．

事例2は，歯みがきを嫌がる2歳の幼児に対して，1年かけてその発達段階に合わせた保健指導を行ったケースであり，幼児期の動機づけのタイミングについて考察されている．

事例3は，定期健診時にみられた口腔内の小さな変化から，医療者側が患児の生活環境の変化を推測し，その実態が食事記録を通して把握されたケースである．セルフ・モニタリングの技法と，祖父母による代理学習のプロセスを示している．

「動機づけ」は，行動変容を考える場合に，しばしば用いられる用語である．これまでの行動科学の研究成果からみると，その人の行動の変容，そして維持には，本人の主観的評価がもっとも重要であり，その根底には，自己決定への要求がある．時に生活習慣など長期的な対応が求められる場合には，恐怖を喚起したり，叱責したりする対応は，短期的な効果にとどまり，行動の変容にはつながらないことが多い[17,18]．

医療者側が「動機づけ」を外発的動機づけのテクニックのみに関心をとどめるのではなく，患者の内発的動機づけにどのような効果を保健指導が及ぼすかに着目することが重要である．Deci EL の「自己決定理論」は，示唆に富むものとして，さらに歯科保健医療の場面で具体的に応用されていくことが求められる．

参考文献

1. エリック・バーン 著. 南 博 訳. 新装版 人生ゲーム入門 人間関係の心理学. 東京：河出書房新社, 2000.
2. 深井穫博. 交流分析. 高江洲義矩 編. 保健医療におけるコミュニケーション・行動科学 第1版. 東京：医歯薬出版, 2002：112-117.
3. 小笠原 正 他. 寝かせ磨きに対する幼児の適応性. 小児歯科学雑誌 1990；28(4)：899-906.
4. Weiss RL, Trithart AH. Between meal eatoing habits and dental caries experience in pre-school children. Am J Public Health 1960；50：1097-1104.
5. 福岡予防歯科研究会. SLIDE SYSTEM みんなで守ろう子供の歯. 福岡：プランニング創, 1982：20.
6. Maslow AH. A Theory of Human Motivation. Originally Published in Psychological Review 1943；50：370-396.(http://psychclassics.yorku.ca/Maslow/motivation.htm)
7. Maslow AH 著. 小口忠彦 訳. 人間性の心理学. 東京：産能大学出版部, 1987.
8. 上淵 寿 編著. 動機づけ研究の最前線 第1版. 京都：北大路書房, 2004.
9. Watson JB 著. 安田一郎 訳. 行動主義の心理学. 東京：河出書房, 1968.
10. 杉山尚子, 島 宗理, 佐藤方哉, Richard W. Malott, Maria E. Malott. 行動分析学入門. 東京：産業図書, 1998.
11. 杉山尚子. 行動分析学入門 ―ヒトの行動の思いがけない理由. 東京：集英社新書, 2005.
12. Deci EL 著, 石田梅男 訳：自己決定の心理学. 東京：誠信書房, 1985.
13. Deci EL, Flaste R 著, 桜井茂男 監訳. 人を伸ばす力 ―内発と自立のすすめ. 東京：新曜社, 1999.
14. Edward L. Deci, Richard Flaste. Why We Do What We Do. USA：Penguin Books, 1995.
15. Deci EL. The Psychology of Self-Determination. Lexington, Mass：D.C. Health & Company, 1980.
16. Shahar Golan, Henrich Christopher C, Blatt Sidney J, Ryan Richard, Little Todd D. Interpersonal relatedness, self-definition, and their motivational orientation during adolescence：A theorical and empirical integration. Developmental Psychology 2003 May；39(3)：470-483.
17. 深井穫博. 行動科学における口腔保健の展開. 保健医療科学 2003；52(1)：46-54.
18. Janis IL., Feshbach S. Effects of fear-arousing communications, J. Abnorm. Soc. Psychol 1953；48：78-92.
19. Ong LML, de Haes JCJM, Hoos AM, Lammes FB. Doctor-patient communication：A review of the literature. Soc. Sci. & Med 1995；40：903-918.
20. Sondell K, Soederfeldt B. Dentist-patient communication：a review of relevant models. Acta Odontol Scand 1997；55：116-126.
21. Roter DL, Hall JA. Docters talking with patients/Patients talking with doctors, 1st ed. London：Auburn House, 1992.
22. 深井穫博. 行動科学コミュニケーションに強くなる―なぜ患者は満足しないのか10. コミュニケーションにおける相互作用. the Quintessence 2004；23(10)：178-179.
23. 深井穫博. 行動科学コミュニケーションに強くなる―なぜ患者は満足しないのか11. 言語的コミュニケーション・非言語的コミュニケーション. the Quintessence 2004；23(11)：174-175.
24. 深井穫博. 医療におけるコミュニケーションの評価 第2回 会話分析. the Quintessence 2006；25(9)：183-189.
25. 松岡順子, 荒井郷子, 深井穫博. 患者とのコミュニケーションにおける歯科衛生士の認識. ヘルスサイエンス・ヘルスケア 2005；5(1)：77-82.
26. 市川伸一. 学ぶ意欲の心理学. 東京：PHP研究所, 2001.
27. 山田冨美雄 編. 医療行動科学のためのミニマム・サイコロジー. 京都：北大路書房, 1997.

第 2 章

> 甘いもの大〜好き！

> 歯みがきは子ども任せ

家族の生活背景・生活習慣にどう迫る？

―行動理論・モデル ：「MIDORI モデル（PRECEDE-PROCEED MODEL）」―
―鍵概念 ：「3 因子（準備, 実現, 強化）」「気づき」「共有化」―
―技法・評価尺度 ：「医療面接」「3 因子によるカリエスリスク診断」―

事例 1：初診時の面接で聴くこと　"はじめまして, あなたのことを聴かせてください"

事例 2：リスクをどう診断するか　―生活モデルからのアプローチ

事例 3：解決すべき課題を決め, どう共有するか　―患児・保護者との共有化のプロセス

　本章では, Green LW らがヘルスプロモーションの実践ツールとして開発した PRECEDE-PROCEED MODEL（日本名：MIDORI モデル, 40, 41 頁参照）の臨床の場での活用事例を紹介する. **事例 1** では, 初診の患児と保護者から MIDORI モデルの 3 因子（準備, 実現, 強化）を含めた情報を得る医療面接のあり方を学ぶ. 患児・保護者との好ましい関係を築くためにリラックスした場面を演出したり, 過去と現在の保健行動の情報を入手するアンケートを利用した問診を紹介する. **事例 2** では, う蝕多発傾向の幼児への対処法を紹介する. 歯周病やう蝕のリスク診断は, 医学生物学的モデルにとどまらず, 生活モデルまで含めた包括的な診断が必要となる. その際, 3 因子と環境因子を視点に据え, 親子とのコミュニケーションを重ね, 問題点を探る. **事例 3** では, 定期健診の過程で親子とのコミュニケーションを通して改善すべき保健行動は何かを, 保護者が気づき, どう解決していったかを紹介する. 保健行動の変容は, 問題点の指摘だけでの解決は困難で, 双方向のコミュニケーションを介して, 保護者は主体的に判断し, 術者は保護者と目的を共有し, 支援する態度を示すことが大事である.

事例 1

初診時の面接で聴くこと
"はじめまして,あなたのことを聴かせてください"

星岡賢範
福岡市中央区開業:なかむら歯科医院・NPO法人ウェルビーイング

はじめに

　初めての歯科医院に来院する際,一般的には患者は緊張しているものである.とくに乳幼児の場合,周囲の大人の不用意な発言や他科でのネガティブな受診体験により,歯科医院への受診に対して過度に拒絶の態度を示すケースはまれではない.このような場合,診断に必要な情報を得る前の段階で親子双方にある緊張感や警戒心をやわらげるところから,初診時の問診をはじめるべきである.

　患者にとって受診は,非日常のできごとである.一方,歯科医師や院内スタッフにとっては,日常のできごとである.歯科専門家はこの意識のギャップがあることを肝に銘じて,初診時のインタビューは行ったほうがよい.

　本事例は,他院での治療体験から恐怖心をもつ子どものケースである.院長をはじめスタッフは,診療所に入ってくるときの様子から,この親子が歯科治療を続けることに大きな負担を強いられていると感じた.そこで今回は,歯科医師と歯科衛生士がコンビを組んで担当し,少しずつ緊張をやわらげ,治療へつなげていくことを心がけた.

　Green LW らは,保健行動に影響を与える要因として,環境と準備,強化,実現の3因子であるとの仮説を立てた[1].証明のために,糖尿病患者の服薬のコンプライアンスについて介入実験を実施し,その結果,準備,強化,実現の3因子がすべてそろっている場合に一番コンプライアンスが高いことを証明した.この結果をもとに打ち立てた理論がMIDORI モデル(図1)である.

　来院を継続して問題を解決するためには,この親子の場合どのような要因が不足しているのであろうか? 歯科医師は,歯科衛生士とともに問診から治療へのプロセスを通して,親子の抱えている問題点を探っていった.

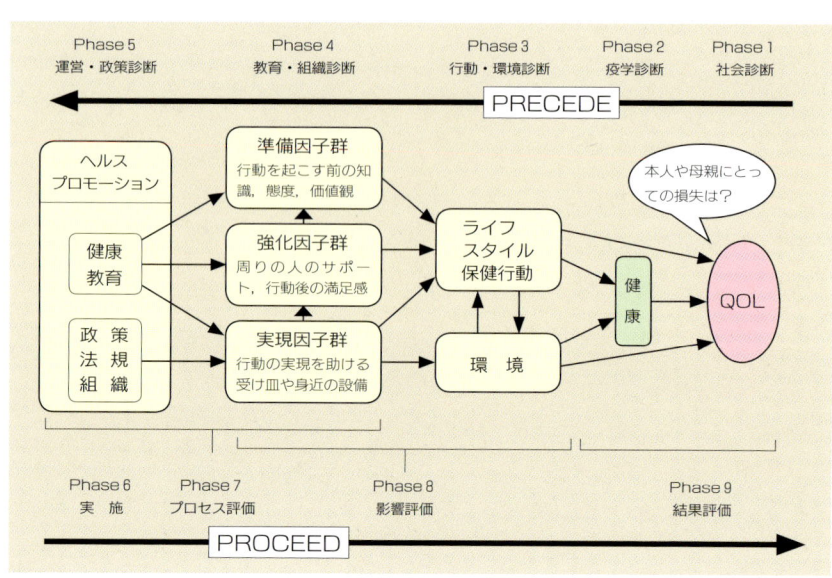

図1　MIDORI モデル(Green LW, et al. 1991)[1].

第2章　家族の生活背景・生活習慣にどう迫る？

1 初診時の状態とその後の経過

◎**患者情報**

1．氏名（仮名）
・R.S.

2．初診時年齢・性別
・5歳1か月・女性

3．家族構成・職業
・父，母，弟（1歳）の4人家族．両親は共働き．

4．生活習慣
・保育園の帰りにアメをなめる．
・毎日1本乳酸飲料を飲む．
・昼食後，歯みがき・フッ化物洗口をしている保育園に通っている．
・母親は仕上げみがきを行っていない．

5．口腔内状況
・上下顎広範囲に CO．上下左右 DE 間：C_2．
・清掃不良．

経過

「むし歯が痛く，しっかり噛めない」という相談を保育園にしたところ，保育園の先生より当院を紹介されて来院．過去に1度，歯科治療の経験はあるが，そのときの経験から強い恐怖心をもつようになった．

2 具体的場面

予約

ある日の夕方，Rちゃんの母親から診療室に電話がかかってきた．母親によると「娘が食事中，歯が痛いというので，保育園の先生に相談したところ，そちらの病院を紹介されたのですけど……」とのこと．歯科衛生士は，母親と相談して，母親の仕事が終わって来られる時間に予約を入れた．

受付

そして，Rちゃんと母親が予約日に来院した．ま

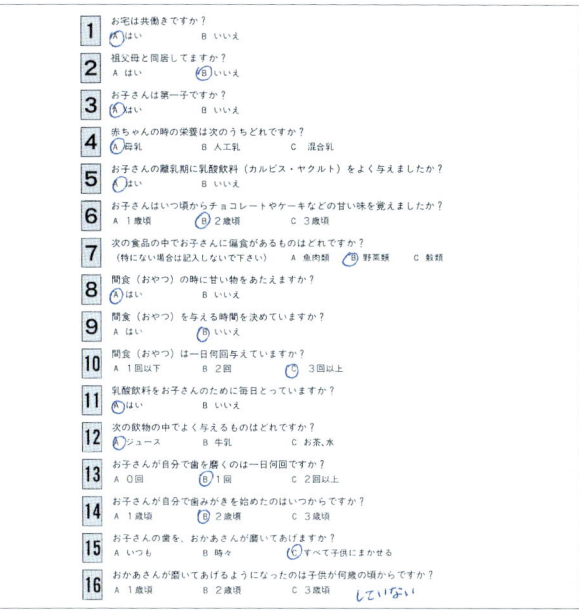

図2　記入してもらったう蝕予防のためのアンケート．

ずは受付で歯科衛生士が「今，保育園の帰りですか？」などと声をかけながら，母親にアンケートを渡し書いてもらった（図2）．このアンケートは，乳幼児に対するう蝕予防のためのアンケートで，ライフスタイルと環境を中心に，以下の16項目の質問から構成されている．

①家庭環境

　3項目（共働き，出生順位，祖父母との同居）．

②乳児期のライフスタイル

　3項目（授乳の種類，乳酸飲料の摂取，甘味料を覚えた時期）．

③現在のライフスタイル

　10項目（偏食，おやつの種類・時間・回数，乳酸飲料，飲物，歯みがきを覚えた時期，歯みがきの回数，仕上げみがきの実施状況・はじめた時期）．

母親にアンケートを記入してもらっている間，Rちゃんを観察すると，なぜかスタッフと目を合わさず，下を向きおびえた様子であった．

問診

アンケート記入の後，初めて診療に訪れたRちゃんと母親の話を聴くために，歯科衛生士はユニットではなく，カウンセリングルームへ誘導した（図3，

29

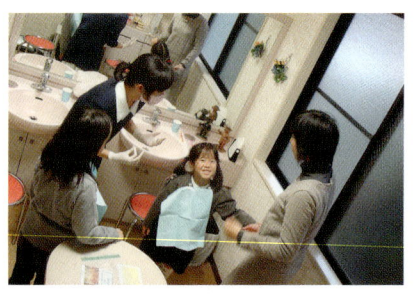
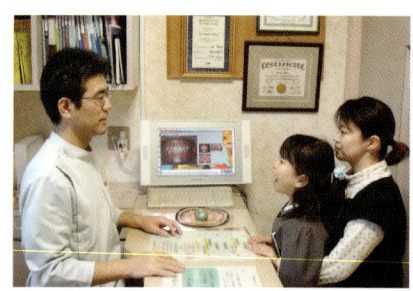

図3 診療室に入るのを嫌がるRちゃん．
図4 まずはカウンセリングルームで．

4)．歯科衛生士は歯科医師をよび，問診をスムーズに進めるために必要な情報(来院の経緯や簡単な患者情報)を伝えた．

　歯科医師はカウンセリングルームに入ると，いきなり保健指導や口腔内診査はせず，まずはRちゃんのことを知るために，日常生活に関する質問をした．

Ｄｒ：好きな食べ物は？
Rちゃん：うん……
Ｄｒ：保育園ではどんな遊びしているの？
Rちゃん：うん……

　Rちゃんは，質問に対して「うん」などと言葉少なに返事をする程度であった．母親が「あなた乳酸飲料が好きじゃない」と声をかけるとRちゃんは初めて笑顔を見せてくれた．この後，歯科医師はRちゃんの話だけではなく，母親自身の日常生活の様子も聴いていった．

　つぎに，記入したアンケートを見ながら生活の様子を聴くことにした．アンケートを見ると「乳酸飲料をお子さんのために毎日とっていますか」という質問に対して，「はい」と答えていた．そこで，歯科医師はその点を母親に質問した．

Ｄｒ：1日何本くらい飲ませていますか？
母親：からだにいいから毎日1本，必ず飲ませるようにしています．小さい頃から飲ませているので，うちの子は乳酸飲料が大好きなんですよ．喜んで飲んでいます．

　この答えから，母親には乳酸飲料の摂取がう蝕の原因になるという知識が不足しており，Rちゃんにとっては，乳酸飲料を飲むことが毎日の楽しみになっているとわかった．その後，アンケートをもとに，おやつ，仕上げみがき，フッ化物洗口など各ライフスタイルについて，行動の背景となる家庭環境や母親の知識，価値観，技術，周りの協力があるかどうかなど，その他の生活習慣についても質問をした．

口腔内診査

　問診が終わり，ユニットに移動すると，Rちゃんは突然泣き出した．歯科医師は，問診時に母親がいっていたことを思い出した．

母親：過去の治療経験がトラウマになって，歯科医院に恐怖心をもっています．

　そこで，歯科医師はRちゃんと「今日は削らない」と約束することにした．

Ｄｒ：今日は絶対に削らないからね．
Rちゃん：(泣きながら)うん……

　Rちゃんは泣き続けながらも，なんとか口を開けてくれた．口腔内を見ると，臼歯部にC_2程度のう蝕と，広範囲にCOが見られた．歯科医師は，母親にRちゃんの口腔内の状態を一緒に見てもらい，う蝕の部位や程度を確認してもらった．口腔内の診査後，歯科医師，スタッフ，母親みんなで声をかけ，頑張って口を開けたことを褒めてあげた．

一同：Rちゃん，頑張ったね！

Rちゃん：(ニッコリ)

　Rちゃんは皆の声に笑顔で応え，受付の時点と比べると少し緊張がやわらいでいるようであった．

　歯科医師は，Rちゃんへのう蝕の処置は必要だが，まだ緊急性はないと判断し，まずはRちゃんの歯科医院に対する恐怖心を取り除くことを優先させることにした．Rちゃんに歯科医院に慣れてもらい，スタッフとの間に関係を築くために，治療に入る前に行うこととして，つぎのような提案をした．

Ｄｒ：何回か歯みがきの練習をしようか．それから，むし歯が悪くならないように，フッ素も塗るからね．頑張って来てくれる？
Rちゃん：うん．つぎも頑張る．

　母親もRちゃんも納得し，つぎの来院を約束してくれ，次回の予約をとって帰っていった．

3 事例の分析と課題

　本事例では，初めて来院する親子のケースを取り上げた．歯科専門家にとっては口腔内に関する話題は日常的なことであるが，親子にとっては非日常的なことである[3]．そのため，このケースでは，子どもの保育園での様子や母親の仕事など，まずは日常生活の話から聴いている．また，歯科医師が話への導入をスムーズに進めるために，来院時に受付で聴いた患者情報を歯科衛生士が問診を行う前に歯科医師へ伝えている．このように，受付や問診の段階から，Rちゃんに関しての院内での情報の共有化がはじまっていた．ただ，受付で記入してもらったアンケートでは，ライフスタイルの実態しか把握されていない．そのため，問診時には，アンケート記載のライフスタイルの背景にある準備因子(知識，態度，価値観)，強化因子(行動後の満足感，周りの人の協力)，実現因子(技術，身近な受け皿)を聴いていった．

　本事例では，乳酸飲料に関しての話を取り上げた．母親との会話のなかで，乳酸飲料に関する母親の知識(準備因子)が不足しており，母親が乳酸飲料を与え，摂取する機会(実現因子)をつくっていた．また，Rちゃんにとっては，乳酸飲料を飲むことが満足感につながっており，行動が強化されていた．このように，乳酸飲料の摂取という，ひとつの行動に関しても，複雑に要因が絡み合っていたことがわかる．

　そして，口腔内の診査では，実際に口腔内を見てもらいながら，子どもの口腔内の状況を確認することで，母親と健康課題の共有を図った．これも，歯科専門家にとって口腔内を見ることは日常的なことであるが，歯科に関心が低い母親にとっては非日常的なことであると考えられる．歯科医院では，子どもの口腔内を見てもらう場面をつくり，実際に見せながらわかりやすく説明することで，子どもの口腔内に関心をもってもらうようにはたらきかける機会をもった．さらに，健診を頑張った子どもには「褒める」という強化因子を与えた．今後の治療に関しては，少しずつトラウマをなくすように，まずは関係性の構築に力を入れることからはじめている．

―本事例から学ぶこと―

原則
・初診時は，専門的な話からではなく，日常的な話を聴かせてもらい，相手を知ることからはじめる．
・う蝕の原因となる保健行動については，行動の背景にある親と子の準備因子・強化因子・実現因子を問診で聴き出す．この情報は，保健行動を変えるはたらきかけを考えるために必要となる．
・初診の段階から患者情報を院内スタッフ間で共有する．
・子どもの口腔内の状況を保護者とともに共有する．

避けるべきこと
・初診時に，緊急処置の必要がないにもかかわらず，すぐに処置に入ること．まずは歯科医師と患者の思いや知識のギャップを埋めることを優先する．
・保護者と専門家のみで話を進めること．主役である子どもの思いを把握しながら治療を進めていく．

技法
・問診時は，保健行動の背景を探るためにMIDORIモデルの準備・強化・実現因子を意識しながら話を進めていく．

事例 2

リスクをどう診断するか
—生活モデルからのアプローチ

沼口千佳　星岡賢範
福岡市中央区開業：なかむら歯科医院・NPO法人ウェルビーイング

はじめに

　う蝕は，最終的な要因である口腔内のう蝕原因菌の量や唾液の流出量，口腔および歯の形態などに強く影響を受ける．これらの要因に直接的に影響を与えているのは，甘味の摂取状況，口腔清掃状態，日常的なフッ化物の利用などの保健行動である．う蝕のコントロールを図るにはプロフェッショナルケアだけでは不十分で，日常の保健行動を好ましい形に誘導し，維持させる必要がある．そこで，まずは初診の段階で保健行動のリスク診断を行う必要がある．

　「問題がある」と診断された保健行動に影響を与えているのは，家庭や保育園などの本人を取り巻く社会環境である．これに加え，本人や保護者の歯科保健に関する知識や態度，価値観（準備因子），行動を持続するために必要な周りの人々の協力や行動をより強固なものにする情緒的・物理的・身体的なプラスの刺激（強化因子），行動を実現させるために必要な技術を獲得できるための教育機会，容易に利用できる器具・施設（実現因子）の3因子がある．保健行動の変容を促すには，これらの因子を包括的に捉えたリスク診断が必要である．

　地域歯科保健の現場では，MIDORIモデルを利用してすでに乳歯う蝕対策に大きな成果を挙げている[4,5]（図5）．臨床の現場でもこのモデルは有効である．親子の保健行動の背景となる家庭や地域環境と3因子を把握することで，有効な保健指導を行うことが可能となるからである．

　本事例は，事例1と同一の患児がフッ化物塗布，TBIなどの初期治療から，う蝕の治療が終了し，定期健診へつなぐまでの物語である．ベテランの歯科衛生士は，MIDORIモデルを頭の中に入れながら，治療の場面で親子と接していく．くりかえし接触していくなかで親子とのコミュニケーションをとりながら，生活習慣の問題点とその背景にあるリスク要因を引き出していくプロセスを学んでほしい．

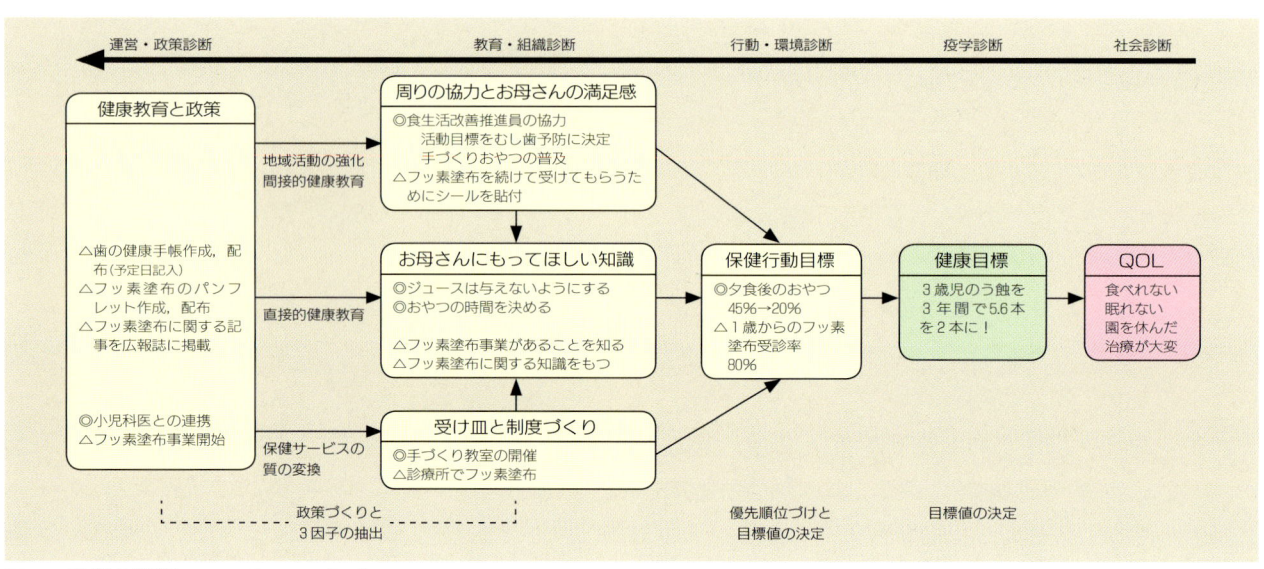

図5　乳歯う蝕版のMIDORIモデル[5]．

第2章 家族の生活背景・生活習慣にどう迫る？

1 初診時の状態とその後の経過

◎**患者情報**

1．氏名(仮名)
・R.S.
2．初診時年齢・性別
・5歳1か月・女性
3．家族構成・職業
・父，母，弟(1歳)の4人家族．両親は共働き．
4．生活習慣
・保育園の帰りにアメをなめる．
・毎日1本乳酸飲料を飲む．
・昼食後，歯みがき・フッ化物洗口をしている保育園に通っている．
・母親は仕上げみがきを行っていない．
・定期健診には通っていない．
5．口腔内状況
・2007年現在，$\underline{A|A}$：CO〜C_1．上下左右DE間：C_2および食片圧入．
・清掃不良．

経過

　初診時の問診やRちゃんの様子から歯科医院へのトラウマが強いため，すぐの治療は困難と判断し，まずは関係を築くことからはじめることにした．数回のTBIとフッ化物塗布を行い，くりかえし接触しながら治療を行い，その後，定期健診へとつなげていく予定となった．

2 具体的場面

2回目の来院

　事例1の1週間後，再びRちゃんと母親が来院した．受付で診察カードを受け取りながら，歯科衛生士は，前回から今日までの変化を聴いた．

DH：乳酸飲料，おやつ，仕上げみがきなど，その後

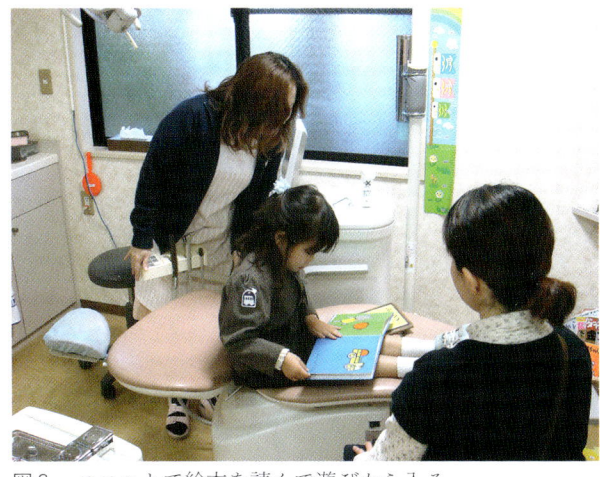

図6　ユニットで絵本を読んで遊びから入る．

　　　はどうですか？
母親：乳酸飲料は毎日から週に2，3本に減らしました．

　そして，親子でユニットへ移動してもらった．Rちゃんにはリラックスしてもらうために，絵本を読んだり，おもちゃで遊んだりしてもらいながら(図6)，母親からRちゃんの生活習慣について，歯科衛生士は「今日はもう少し聴かせてください」と話を聴き出していった．

保育園での生活＆仕上げみがき

　Rちゃんが毎日の生活の中でもっとも長い時間を過ごしている保育園の生活から聴いていった．

DH：保育園では，歯みがきとフッ素洗口をちゃんとできていますか？
母親：はい．フッ素洗口をしているから，仕上げみがきはしなくてもいいと思っていました．でも前回の説明だと，仕上げみがきも必要なんですよね．

　この返答から，歯科衛生士は仕上げみがきの知識が不足していると判断し，歯ブラシの選び方，歯ブラシのあて方・動かし方などを確認することにした．また，Rちゃんの両親は共働きのうえ，近くに祖父母もいないなかで，「誰が仕上げみがきをしてあげることができるのか」を確認する必要もあった．話

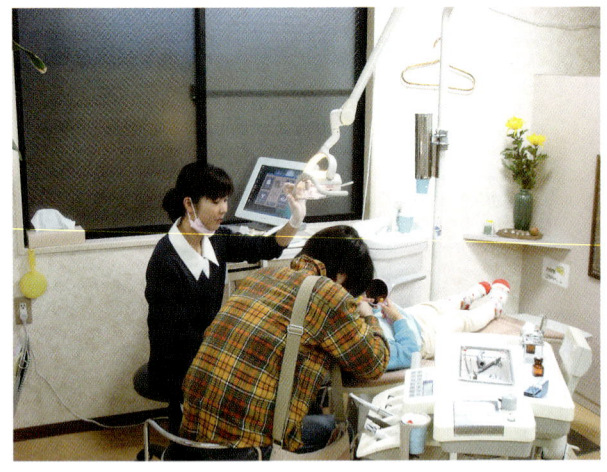

図7　母親も仕上げみがきで参加する．

し合いの結果，母親が仕上げみがきをしてあげることになった．

保育園が終わって夕ご飯まで

歯科衛生士は，初診時に聴いた「保育園の帰りに母親がRちゃんにアメを与えること」が気になっていた．お腹が空いているからアメを与えるのか，何となく習慣で与えるのか，理由によって対処方法が異なる．つまり，お腹が空いているならば，アメを小さなおにぎりに変える，習慣ならば，やめる方向で考えてもらうことを提案する必要がある．そこで，歯科衛生士は，母親がRちゃんにアメを与える理由を聴いた．Rちゃんの場合は，お腹が空いたから与えていたことがわかったので，「保育園帰りのアメを小さなおにぎりに変えるように」母親に提案した．

歯みがき

母親との話が終わり，遊んでいるRちゃんに歯科衛生士は話かけた．

DH：今日は保育園で何をして遊んだの？
　　　保育園のおやつは何だった？

こうした日常的な会話からはじめ，徐々に歯科の話題へつなげていった．

DH：歯みがきは好き？
　　　毎日一人でみがくの？
Rちゃん：保育園で，みんなでみがく．
　　　　歯みがきは好き！
DH：今日は歯みがきを一緒に頑張ろうか！

Rちゃんからの返答に，歯科衛生士はこのように提案し，まずは好きな色の歯ブラシを選んでもらった．その後，染め出しをして，みがけていないところを一緒にみがいていった．

DH：うまくできているじゃない！

結果を褒めてあげると，Rちゃんも少し楽しそうな様子であった．母親には，その様子を側で見てもらい，Rちゃんが一人でみがけないところを母親に仕上げをしてもらった（図7）．そこに，他のスタッフがやってきて，母親やRちゃんに「上手に頑張ってるね」と声をかけ，できたことを評価した．

2回目の診療はここで終了した．最後に次回頑張ることを提案すると，笑顔で応えて帰っていった．

DH：つぎは，進行止めのお薬を塗ろうね！
Rちゃん：（笑顔で）頑張る．先生さようなら！

第2章　家族の生活背景・生活習慣にどう迫る？

　その後，数回の来院で，Rちゃんは歯みがきや薬物塗布は泣かずに頑張れるようになった．スタッフにも自発的に保育園でのできごとを話してくれるようになった．タイミングをみて歯科医師は，Rちゃんでも理解できるように，治療の説明，治療で使用する道具の説明も行った．それによりRちゃんは，自分の口腔内でどのような処置が行われるのかを理解してくれた．その後，治療の際はRちゃんに口腔内を手鏡で見てもらいながら，そのつど説明を加えることで治療はスムーズに進み，治療自体は終了した（図8）．

　治療が終了するまでの間，歯科医師と歯科衛生士は，治療時，あるいは受付での会話の中で，定期健診の大切さを伝えていた．そして，治療が終わった後に，カウンセリングで定期健診の大切さを再度説明し，Rちゃんと母親に予約をとって帰ってもらった．次回からは，いよいよ定期健診に入っていく．

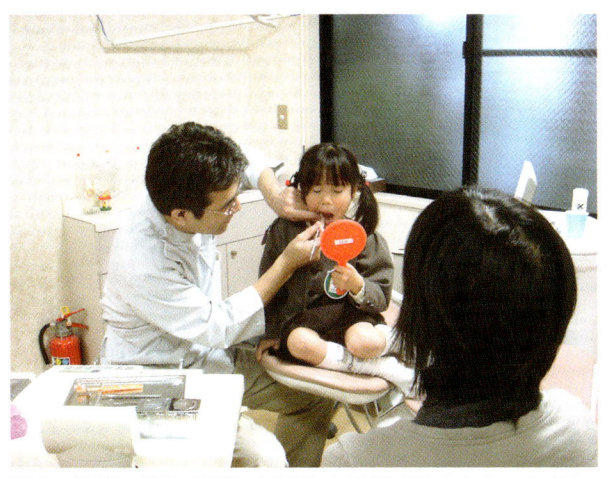

図8　治療の際は，実際に口腔内を手鏡で見てもらいながら，そのつど説明を加えたうえで，治療を行う．

なくなり，治療を頑張って，定期健診へとスムーズに移行することが可能となったのである．

3　事例の分析と課題

　本事例では，母親や子ども本人との会話を通して，母親の仕上げみがきやおやつに関する知識（準備因子）や技術（実現因子）が不足していたことを一緒に確認した．祖父母などの協力（強化因子）は不足しているため，歯科専門家は母親自身に頑張ってもらえるように，知識や技術の提供を行い，支援した．

　子どもには定期的に通院するなかで，歯科医院に対するトラウマを克服してもらった．具体的には，まず子ども自身から日頃の生活の話を聴き，歯みがきの練習を数回するなど，無理のないところから処置を進めた．歯みがきの際には，ポイントを伝えながら，上手にできていることを褒めた．褒めること（強化因子を与えること）で，来院が継続でき，少しずつ頑張れることが増えていった．

　その結果，極度の緊張と不安がやわらぎ，治療に協力的になった．このようにして，子どもの変化を母親と一緒に見守りながら緊張と不安がやわらぐのを待ったことで，子どもは歯科医院への抵抗感が少

―本事例から学ぶこと―

原則
- 治療を優先するのではなく，保護者や子ども自身との会話を通して，保健行動を一緒に見直すことに重点を置く．
- 歯科専門家は，保護者や子ども自身と保健行動の問題点を共有し，改善の方法を自分自身で見つけることができるように，情報提供や支援を行う．
- 保健行動の問題点を探る際には，MIDORIモデルを意識しながら話を聴く．

避けるべきこと
- 緊急性がないにもかかわらず，治療を急ぐこと．十分なコミュニケーションをとらないままに治療に入ると，歯科医院に対する嫌悪感が増す．
- 子どもを無視して保護者にばかり話をすること．
- 専門家が一方的に話をすること．保護者は自信を失ったり，受け身になったりして，専門家に対する依存心が強くなる．

技法
- すぐに処置に入るのではなく，日常生活などの会話からしっかりとコミュニケーションをとる．
- 子どもに対して必ずわかりやすい言葉を使い，その日の処置内容を子ども自身に説明し，理解を得る努力をする．
- 専門家は，保護者や子ども主体で処置が進むようにサポートする．

事例3

解決すべき課題を決め，どう共有するか
―患児・保護者との共有化のプロセス

藤田孝一
福岡県直方市開業：藤田歯科医院・NPO法人ウェルビーイング

はじめに

　患児やその保護者が日常の生活の中で獲得していった生活習慣を変更するには，多大なエネルギーを要する．行動の変容を図り，その行動を持続させるために，歯科医療従事者はどのように振る舞えばよいのであろうか．

　MIDORIモデルは，診断を行うPRECEDE部分と実施から評価へ至るPROCEED部分から構成される．PRECEDE部分は，結果として生ずる，生活上の困りごとを出発点として順次，原因をさかのぼりながら解決すべき問題点を診断していく．因果の連鎖を俯瞰図的に眺めることにより，包括的な診断が可能となって，問題解決の筋道が見えてくる．

　専門家は，問診や治療のプロセスの間に交わされるコミュニケーションを通じて，患者を取り巻く環境や保健行動，準備・強化・実現の3因子を的確に診断していく．解決すべき課題が明確になったとしても，もしそれが複数あるとすれば，一挙にすべてを解決することは無理である．問題の緊急性，解決して期待される効果の大きさ，実現の可能性などを考慮して解決の優先順位をつけ，順次取り組むようにする．

　この際，もっとも重要なことがある．それは，これらの一連の診断のプロセスや解決すべき目標・課題の決定を患児・保護者と共有することである．本人が判断し気づくことがない限り，主体的な行動は起こりえない．どこが問題で，何を解決すべきか，それはどのようにしたら解決できるのかを患児・保護者とともに考え，支援していくことが問題解決の一番の近道であることを肝に銘じてほしい（図9）.

　事例1，2に引き続き，この事例は同一の患児とその母親の治療終了後から定期健診がはじまって間もない頃のできごとを紹介している．押しつけではなく，ときには気づきを待ちながら，徐々に好ましい生活習慣が獲得されていくプロセスを学んでもらいたい.

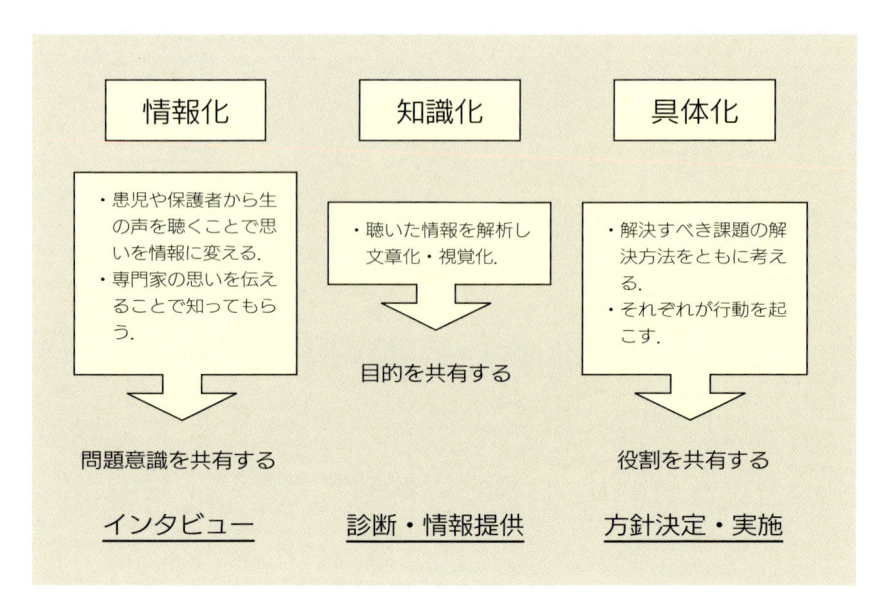

図9　共有化のプロセス.

第2章 家族の生活背景・生活習慣にどう迫る？

1 初診時の状態とその後の経過

◎患者情報

1．氏名(仮名)
・R.S.
2．初診時年齢・性別
・5歳1か月・女性 （現在5歳6か月）
3．家族構成・職業
・父，母，弟(1歳)の4人家族．両親は共働き．
4．生活習慣
・以前保育園の帰りにアメをなめていた．
・週に何度か乳酸飲料を飲む．
・昼食後，歯みがき・フッ化物洗口をしている保育園に通っている．
・母親は，仕上げみがきを行うようになった．
5．口腔内状況
・A|A：CO〜C$_1$．上下左右 DE 間：C$_2$ は治療済み．
・清掃不良も改善の傾向にある．

経過

　事例2までのようにコミュニケーションをとりながら進めたことで，治療もすんなりと済み，母親もとても喜んでいる．Rちゃんも最初に泣いていたのが嘘のようにケロッとしていて，歯科医師も満足（図10）．しかし，5歳でう蝕が多かったこともあり，継続的なサポートが必要である．

2 具体的場面

　初診から5か月後，治療終了から3か月後，最初の定期健診にRちゃん親子がやってきた．もう最初のように，診療室に入るときに泣いたり嫌がったりはしていない．歯科医師があいさつをすると元気に返してくれた．
　前回の治療終了時までに，MIDORI モデルを使って問題点の抽出は行っていて，医療者サイドは問題を把握しているので，来院前に問題点の振り返りを

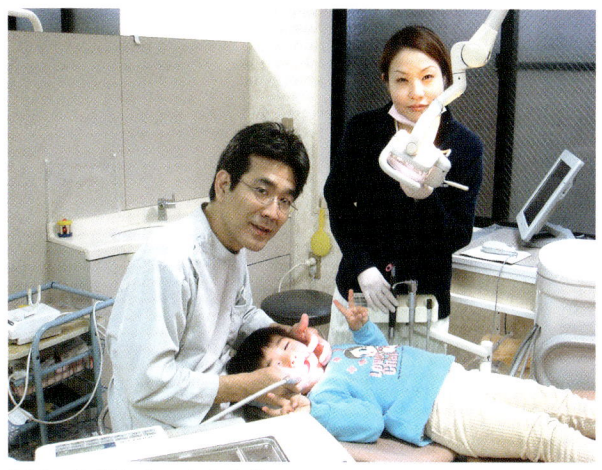

図10　治療もすっかり余裕．

行っている．もっとも改善しやすく，効果がありそうなのは「仕上げみがき」と思われたが，いきなりこちらから指摘することは避け，まずはその後の生活の様子などを，雑談交じりで聴いてみることからはじめた．

Ｄｒ：その後はいかがですか？
母親：（うれしそうに）治療のお陰で痛むこともなく，食事もよく食べるようになりました．

　このように話してくれたので，少し核心に触れてみた．

Ｄｒ：前回，いくつか問題点を挙げたのですが，覚えていますか？

　その結果，おやつの量は少し減ってはいるものの，「保育園の帰りはアメをなめている」など，生活習慣は完全には改善したとはいいにくい状況のようであった．
　保健行動には，変えやすい行動と変わりにくい行動があり，すぐに実行できるわけではない．ここで「なぜできないんだ？」などと叱るのは，それまでのせっかく築いた関係を壊すことにもなりかねない．そこで，ゆっくりと MIDORI モデルの他の要素もチェックしながら聴いていくと，改善された点も多

いことがわかってきた．
　とくに，母親が仕上げみがきを以前より熱心に行うようになったという変化があった．

母親：仕上げみがきのときに奥の歯がよく見えるよう，ドラッグストアにあった歯科用ミラーを買いました．
Ｄｒ：とてもすごいことですよ！

　歯科用ミラーを購入したことは，母親もそんなに気にしていなかったが「すごい」と褒め，またその喜びを共有し，「ぜひこれからも続けるように」伝えた．
　歯科医師は，あらかじめ把握していた問題点と実際の相違点に気づき，まずは改善しやすい点から解決していくことにし，その日は，「仕上げみがきはこのまま続けるように」という約束をした．
　2度目の定期健診の際，前回の約束である仕上げみがきは継続されていた．では「甘いものをどうしたら止められるだろうか」という点になって，歯科医師はふと考え込んでしまった．何人も同じような親子を知っているから，いくつかの模範解答はもっている．しかし，それをこちらから提示しては，本人が気づきを起こすことはない．「何かアドバイスするべきか」悩んだ結果，ストレートに聴いてみることにした．

Ｄｒ：どうしたら止められると思いますか？
母親：（Ｒちゃんと一緒に考えながら）おやつの買い置きを減らそうか！
　　　手の届かないところに置くようにしよう！

　答えは本人がもっている．まだ関係が構築されていない時点であれば，こういう質問は「丸投げしている」ように捉えてしまうのではないかという不安があるが，今回は「本人のもつ答えを引き出すちょうどよいタイミング」であった．母親もＲちゃんも最初は戸惑っていたようであったが，上記のようなアイデアを出してくれた．そして，これらのアイデアは，母親に見えるようにカルテに記録した．

Ｄｒ：お互い忘れないように記録しておきますよ！

　さらに3か月後．まずは，やわらかく聴いてみた．

Ｄｒ：前回お約束したことを覚えていますか？
母親：（うれしそうに）おやつの買い置きが減り，家計にも自分のダイエットにも役立っています！
　　　まだ完全には止めたわけではないですが，ちゃんとおやつに入っている砂糖の量をコントロールするように気をつけています．
Ｄｒ：（こちらもうれしくなって）それだけやっていれば十分ですよ！

　また，Ｒちゃんにも聴いてみた．

Ｄｒ：じゃあ，1日の中で，どの時間だったらおやつをやめられるかな？

　5歳児では具体的な目標設定は難しいかもしれないが，「歯医者さんと約束したから」と止めるきっかけになることも多い．なるべく実現可能な目標を決めて継続できるように本人へのアプローチを行う．
　さらに，そのつぎの3か月後の健診には，Ｒちゃんの父親も呼ぶことにした．仕上げみがきの継続を父親も巻き込んで協力してもらうためである．もちろん今回も押しつけることなく，Ｒちゃんの身の回りのことから聴いていった．幸い，父親も理解を示してくれたので，母親と仕上げみがきを分担することでうまくいきそうである．祖父母に預けている場合は，祖父母と直接話をすることも必要である．

3 事例の分析と課題

　保健行動を一度に変えるのは難しい．保健行動を変えるというよりは，MIDORIモデルの3因子（準備因子，強化因子，実現因子）を何度も確認していくうちに，結果としていつの間にか変わっていくことのほうが多い（図11）．また，保健行動は個人差があり，

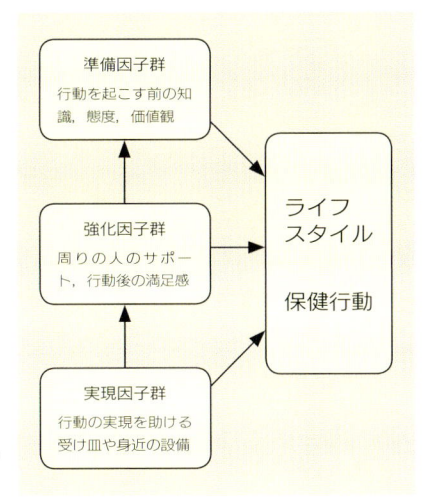

第2章　家族の生活背景・生活習慣にどう迫る？

図11　保健行動に影響を与える3つの因子．

図12　評価はいろいろな所で行う．

医療者だけの問題ではないので，本事例では，改善する目標をあえて指摘することは行わず，前回までの振り返りを行いながら，もっとも実現可能な目標を立てて，長い期間をかけて改善していくように支援した．

　もう一度最初からMIDORIモデルの因子を振り返ってみると，「改善されていたと思っていた準備因子としての知識を忘れてしまった」「強化因子が継続できていなかった」「また新たな問題が派生した」など，いろいろなプロセスがあると思われる．今後も定期健診を通じてくりかえし接触を行うが，ゴールは「QOLの改善」であり，「う蝕にならない」ことではない．もし途中でう蝕ができてしまっても，そのことをきっかけに，評価をくりかえしながらサポートしていくことが大切である（図12）．

　そのプロセスを共有し，来院者と一緒に考える姿勢が行動変容につながる．臨床モデルだけでう蝕ができた・できないを考えるより，その人の生き方を同じ視線で見ていくことで得られる，新たな発見も多い．

　また，MIDORIモデルの要素のうち，環境の要素はなかなか外部から変えることは難しく，なかにはどうしても変わらないこともあるかもしれない．「すべてを改善する」というよりは，「改善できない部分はどこかでフォローしていく」ようなサポートを行わなければならない．

―本事例から学ぶこと―

原則
- 口腔内の状況だけをみるのではなく，その人の生活環境や生き方をもみていく．
- 時間の経過とともにリスクも変化する．長くつきあうこと．
- MIDORIモデルの要素をつねにチェックしながら，定期健診のたびに評価をくりかえしていく．
- プロセスを共有し，来院者と一緒に考える姿勢が行動変容につながる．

避けるべきこと
- それまでの経験から，医療者が主体になって進めてしまいがち．本人が問題と思っていないことを，問題点として指摘してもあまり効果はない．
- 3因子は「改善したもの」と思って安心すること．そのつど変化するので，何度もくりかえし確認する．「大丈夫だ」と安心していたら意外なところから変化していることも多い．

技法
- 来院者が主役であり，医療者はサポーターであるというヘルスプロモーションの視点を忘れない．
- MIDORIモデルの要素はくりかえし確認する．
- コミュニケーションをよくとって，まずは「話を聴くこと」からはじめる．

行動科学の目

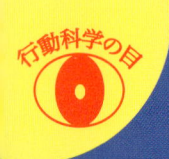

患者を包括的に診断し，良好な関係を創るために

MIDORIモデルを利用した患者へのアプローチ

中村譲治
福岡市中央区開業：なかむら歯科医院・NPO法人ウェルビーイング

MIDORIモデル開発の変遷

　MIDORIモデルは，社会心理学者としてのGreen LWと実践家でもあるKreuter MWがコンビを組んで開発したPRECEDE-PROCEED MODELの日本語名である（図13）．1980年に『HEALTH EDUCATION PLANNIG A DIAGNOSTIC APPROCH』[6]として初版が出され，PRECEDEの枠組みが提示されたが，この時点では健康教育モデルとしての側面が強かった．1991年『HEALTH PROMOTION PLANNING』[7]として第2版が出版された．このときPRECEDE-PROCEED MODELの形となり，ヘルスプロモーションの理念が強調された．わが国では，1997年にこの第2版が翻訳され[1]，全国に先駆けて地域歯科保健の場面で応用され，その有用性が確かめられた．
　1999年，第3版『HEALTH PROMOTION PLANNING』[8]が出版され，タイトルは同じだがenvironmementalからecologicalへと表現が変わり，生態学的なアプローチが強調されるとともに住民参加も強調された．
　2005年の第4版は，『HEALTH PROGRAM PLANNING』[9]となり，ヘルスプロモーションを越え，すべての保健計画に使っていこうという提案がなされた．この版も『実践 ヘルスプロモーション』[2]というタイトルで翻訳出版されている．
　このモデルは，ヘルスプロモーションの概念を包括し，ヘルスプロモーション実践の多くの場面で活用されている．通常は国家的プロジェクト（例：健康日本21）や地域の保健・福祉政策，企業や学校の保健活動，病院の運営などの診断・計画策定・実施・評価の一連のプロセスに利用されている．もちろん対個人への応用も可能なモデルとなっている．

MIDORIモデルの特徴

　モデルの特徴を羅列すると，以下のようになる．
①ヘルスプロモーションの理念と同じく，ゴールを健康問題の解決ではなくQOLにおいている．保健行動を起こし持続させるものとして準備・強化・実現の3つの因子を挙げ，これを診断し，計画を立てるようになっている．
②社会生態学的なアプローチをしているので直接的・間接的な要因を連鎖的なつながりとして理解できる．
③健康問題の全体像が一望できるので，確実に結果に結びつく対象と施策が明確になる．
④一連のプロセスのなかで問題解決の優先順位をつけ，目標値を設定するので，無駄のない計画が立案できる．一連のプロセスで主体的な参加が得られ，その役割が明確となり，各々がエンパワーメントされる．忠実に診断段階を踏むことにより，評価のために必要な情報を入手できる．
⑤診断や評価の一部分や考え方だけでも利用できる．
⑥あらゆる領域（母子保健，産業保健，患者教育など）で利用できる．

MIDORIモデルの7つの要素

① Quality of Life（QOL）
　生活の質だけでなく，生命・人生の質という広い概念で捉えるべきものであり，地域に住む人々が自分の生活，健康，生き方などについてどのように捉えているのかなど，主観的に評価されるものも含む．
②健康
　健康問題を定量的に評価する指標（健康指標）．歯科保健の場面ではDMFT（dmft），CPI，BOPなどが挙げられる一方，主観的健康観も大事なファクターとなる．
③ライフスタイル
　QOLや健康問題に直接影響を与える生活習慣を指す．歯科保健の場面では，卒乳の時期，甘味摂取状況，歯みがき行動，フッ化物の利用，歯間清掃器具の使用状況，定期健診受診などが挙げられる．
④環境因子
　解決すべき，または目標として設定されたQOL，健康問題，ライフスタイルに直接影響を及ぼす環境を指す．この際の環境とは，家庭環境，職場（学校）の環境，地域の環境，自然環境というように，生活を取り巻くすべての場面を意味する．
⑤準備因子
　行動を起こすために本人に必要な知識（知っている），健康問題についての信念（するべき），健康問題についての態度（やってみよう），自己効力感（やれそうだ）など，事前に備わっているべき事柄を指す．
⑥強化因子
　本人が行動を起こし，それを継続させるために周りの人やグループができる具体的なこととして，家族や周りの人たちの反応（情緒的支援），生活の場面でのサポート（手段的支

援），周りの人やグループに必要な知識・技術が挙げられる．また，行動を確実で強固なものにする強化子も重要なファクターである．

⑦実現因子

本人が行動を起こし，それを持続させるために必要な，保健・福祉・医療サービスや施設への近接性，その行動を実行しやすくする制度，きっかけづくり，場づくり，環境の整備，インフォメーションのシステム整備が挙げられる．

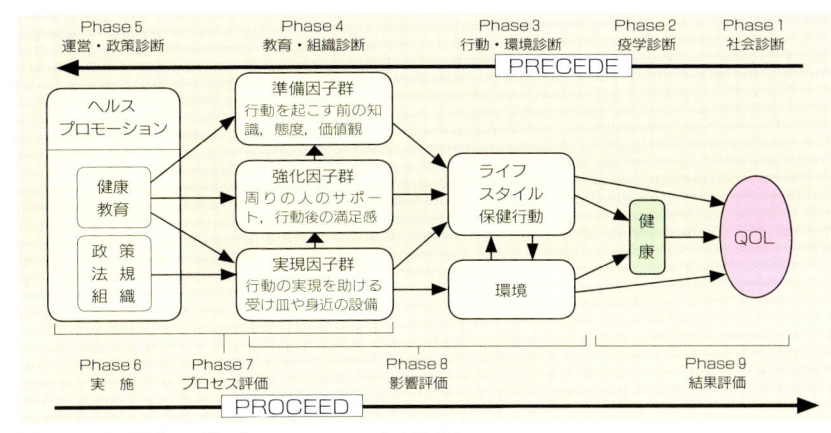

図13 MIDORIモデル（Green LW, et al. 1991）[1]．

MIDORIモデルの流れ

以下に一般的なモデルの一連の流れを示すが，特徴の項で述べたように，途中から取りかかってもよいし，一部を利用することも可能である．

Phase 1　社会診断

みんなでめざすゴールである「QOL」を特定する．

Phase 2　疫学診断

めざすゴールの実現を妨げている解決すべき健康課題を特定し，目標値を設定する．

Phase 3　行動・環境診断

課題の解決につながるライフスタイルと，環境要因に優先順位をつけて決定し，目標値を設定する．

Phase 4　教育・組織診断

目標としたライフスタイルと環境要因を改善するためには何をしたらよいのかを考える．

・本人に知っていてほしい知識とは
・周りの人が協力すべきこととは
・提供すべき保健サービスや受け皿の整備とは
・整備すべき環境や制度とは

Phase 5　運営・政策診断

具体的な実施プランを策定し，予算や人を確保する．

Phase 6　実施

Phase 7　プロセス評価

実施の過程で計画がうまく進んでいるかを評価する．

Phase 8　影響評価

実施の中程で本人の知識や行動，周りの人たちの協力がどの程度変化したかを評価する．

Phase 9　結果評価

最後に，結果としてどの程度QOLが改善されたかを評価する．

まとめ

本章では，歯科受診にトラウマをもった幼児とその母親に対して，MIDORIモデルを活用しながらアプローチしていった事例を紹介した．

事例1では，初診時における観察とアンケートで得られた情報から行動・環境診断を行っている．得られた情報はスタッフ間で共有され，スタッフ全員が参加して患者の支援を心がけている様子が伺えた．また，不安が強い患児に対しての初診時の問診のあり方を示している．患児は，初めての歯科医院で見知らぬ大人達に囲まれるという，非日常の空間に身を置かれている．患児との初めての接触は，さりげない会話のやりとりから，可能な限り日常の感情を引き出すことに気を配っていた．

われわれ専門家は，治療のための診断に必要な情報の入手に専念しがちで，患者にまつわるいろいろな情報を見すごしがちである．効率よく治療を終了させるためにはそれでよいかもしれないが，患者の今後の人生やQOLを視野に入れた診療を心がけるなら，なぜそのような結果に至ったのか，どうすればよりよい生活習慣を獲得できるのかを知る必要がある．事例2は，そのための教育組織診断を行った場面である．細かい観察と彼らの準備・実現・強化・環境の各因子をさりげない会話のなかから探っていくコミュニケーション能力が必要なことが示されていた．

事例3では，定期健診の段階で健康教育の実施と評価の場面である．実施と評価は，表裏一体のものである．人は，何らかの介入を受けると心や行動に変化が起こる．それは表面に明確に現れることもあれば，よほど気をつけていないと気づかない変化の場合もある．ある提案や知識，技術の提供を行ったその時点から評価ははじまる．プロセス評価の段階では，変化のきざしとしての知識の獲得やその結果起こる態度の変化も評価の対象となる．次回の定期健診の場面では，行動の変容がどのように，どのくらい起こったのかを評価している．また評価ができれば新たな問題点の発見や，どのように改善すればよいのかが見えてくる．これがPhase 8の影響評価に相当する．

環境・準備・強化・実現の各因子で不足しているものが何かを診断し，何を充足させればよいかを判断し，各因子を連動させながら，ヘルスプロモーションを進めていくのが，このモデルの神髄である．

参考文献

1. グリーンLW，クロイターMW 著，神馬征峰，岩永俊博，松野朝之，鳩野洋子 訳．ヘルスプロモーション PRECEDE-PROCEEDモデルによる活動の展開．東京：医学書院，1997．
2. グリーンLW，クロイターMW 著．神馬征峰 訳．実践 ヘルスプロモーション PRECEDE-PROCEED モデルによる企画と評価．東京：医学書院，2005．
3. 石川達也，髙江洲義矩，中村譲治，深井穫博 編．かかりつけ歯科医のための新しいコミュニケーション技法．東京：医歯薬出版，2000．
4. 杷木町．MIDORIモデルを応用した杷木町歯科保健事業報告書．2002．
5. NPO法人ウェルビーイング 編．明日からできる地域での予防歯科．東京：医歯薬出版，2003．
6. Green LW, Kreuter MW, Deeds SG, Partridge KB. Health Education Planning : A Diagnostic Approach. Mountain View : Mayfield Publishing Company, 1980.
7. Green LW, Kreuter MW. Health Promotion Planning : An Educational and Environmental Approach. second ed. Mountain View : Mayfield Publishing Company, 1991.
8. Green LW, Kreuter MW. Health Promotion Planning : An Educational and Ecological Approach. third ed. Mountain View : Mayfield Publishing Company, 1999.
9. Green LW, Kreuter MW. Health Program Planning : An Educational and Ecological Approach. fourth ed. Mountain View : Mayfield Publishing Company, 2005.
10. 藤内修二，神馬征峰，松野朝之，中村譲治．「PRECEDE-PROCEEDモデル」の道しるべ・1．公衆衛生 2004；68(4)：311-318．
11. 藤内修二，神馬征峰，中村譲治．「PRECEDE-PROCEEDモデル」の道しるべ・14．公衆衛生 2005；69(5)：411-418．
12. 藤内修二，神馬征峰，中村譲治．「PRECEDE-PROCEEDモデル」の道しるべ・15．公衆衛生 2005；69(6)：498-503．
13. 中村譲治，設楽玲子．「PRECEDE-PROCEEDモデル」の道しるべ・10．公衆衛生 2005；69(1)：73-77．
14. 中村譲治．ヘルスプロモーションと口腔保健．保健医療科学 2003；52(1)：17-22．
15. Penelope Hawe, Deirdre Degeling, Jane Hall 著，鳩野洋子，曽根智史 訳．ヘルスプロモーションの評価．東京：医学書院，2003．

第 3 章

「歯医者なんてイヤ！」　「コワイ……」

歯科不安・歯科恐怖症児への対応は？

―行動理論・モデル：「認知行動理論」―
―鍵概念　　　　　：「不安」「恐怖」―
―技法・評価尺度　：「認知行動療法」「TSD法」「リラクゼーション」「不安尺度」―

事例1："母親が恐怖心をあおっていた！"　不安の強い子どもへの母子一体のアプローチ

事例2："頑固に指しゃぶりをやめないのはなぜ？"　家庭環境に起因する不安を抱えた子どもへの対応

事例3：歯列不正を気にする情緒不安定児への対応　―精神医学的アプローチと行動療法を利用して

　本章では，小児の歯科治療に対する不安とその対処法について学ぶ．小児の歯科治療に対する不安には年齢的な要素があり，3歳以降は成長発達とともに消退する場合がある一方，外見上は不安が見られないために，心理的な不安や恐怖を医療者側が見過ごすことがある．また，実は親の不安や治療に対する誤ったメッセージが投影されていることもしばしば見られる．不安の原因には，準備説（誰もがもつ特性），不確実性（つぎに何が起こるかわからない），経験や周囲の不安の投影，生物学的特性（先天的な神経症傾向や心理的特性）などがあり，これを明らかにすることが重要で，しかも，母子一体として，本人と親との双方へのアプローチが必要である．**事例1**では，小児の歯科治療に対する不安の原因が母親の養育態度にあることがわかり，小児へのアプローチを通して母親の態度が変化したケースを，**事例2**では，小児の歯科治療への不安を軽減することで，医療者とのコミュニケーションがスムーズに行えるようになり，頑固な指しゃぶりをやめたケースを取り上げる．**事例3**では，精神科でカウンセリングを受けていた患者が来院し，主治医と連携をとりながら矯正治療を行ったケースを紹介する．

事例 1

"母親が恐怖心をあおっていた！" 不安の強い子どもへの母子一体のアプローチ

大野秀夫
山口県下関市開業：おおの小児矯正歯科

はじめに

不安の軽減法の原則には，「歯科医師が段階的に治療を進めて，そのステップを本人が知ることで，漠然とした不安を軽減する」「段階的な治療によって本人の対処能力が高まり，自分の心理に対処できるようになる」「歯科医師が患者の現状を受け入れ，非難しない(情緒的支援)」などがある．具体的には，モデリング(観察学習)，TSD(Tell-Show-Do)法[病気の成り立ちや治療内容などを説明し(Tell)，口腔内の状態や使用する器材などを見せた(Show)うえで，実際に説明どおりに治療を行う(Do)技法]，リーフレットを用いた説明，認知行動療法，リラクゼーション，親へのアプローチなどである．

これらのアプローチの基盤となる認知行動理論は，行動発現のモデルを，「刺激と行動」という直接的な因果関係で説明するだけでは不十分であり，個人の信念や思考という「認知的プロセス」の変容が影響しているという考え方に基づいて提唱されてきた．論理療法，系統的脱感作療法，モデリング，セルフ・モニタリングなど(56, 57頁「行動科学の目」参照)は，認知行動理論に基づく治療法であり，これらを小児や親の歯科治療に対する不安を軽減するために応用することができる．

本事例では，小児の歯科治療に対する不安の原因が母親の養育態度にあることがわかり，小児へのアプローチを通して母親の態度が変化したケースを取り上げ，不安の強い小児に対する母子一体の対応の重要性について考える．

1 初診時の状態とその後の経過

◎患者情報

1．氏名(仮名)
・M.H.

2．初診時年齢・性別
・8歳9か月・女性(小学3年生)

3．家族構成
・父，母，兄，姉の5人家族．

4．患者病歴
・特記事項なし．

5．口腔保健習慣
・歯みがき習慣：1日2回．
・歯間部清掃の習慣なし．

6．口腔内状況
・歯数：永久歯17，乳歯7．
・DMF 8, dmf 7.
・歯列咬合：概良．　・口腔清掃：不良．

7．歯科受診経験
・4歳から10軒程度の歯科医院を受診．
・暴れるので治療拒否を受けていた．

母親が歯科治療の恐怖感をあおる言葉を連発！

Mさんは，1998年2月，下顎右側臼歯部の疼痛を主訴に初めて来院(図1)．待合室から診療室に入るとすぐに恐怖感を呈し，非常に精細な様子を示した．また，母親は，Mさんに歯科治療の恐怖感をあおる言葉を連発していた．口腔内は，重症う蝕の状態(図2)で，E|が原因による骨膜炎を呈していた．

極度の歯科恐怖症

既往から，4歳頃よりU市の歯科医院を受診．暴

第3章　歯科不安・歯科恐怖症児への対応は？

図1　初診時顔貌．Mさんは，待合室から入るとすぐに強い恐怖心を示した．
図2　初診時口腔内写真．口腔内には重度で多数のう蝕が見られた．

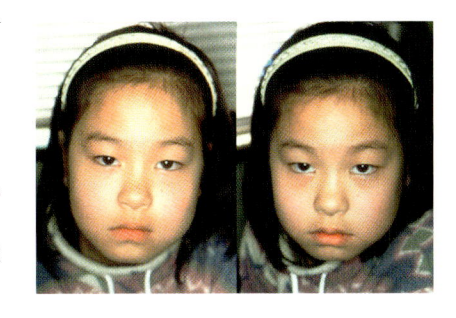

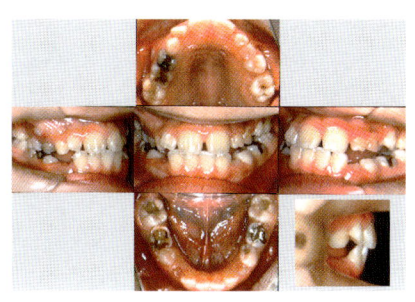

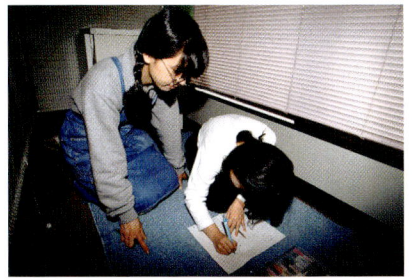

図3　Mさんとのふれあい．担当の歯科衛生士はMさんと遊ぶことで，よい人間関係の構築に努力した．

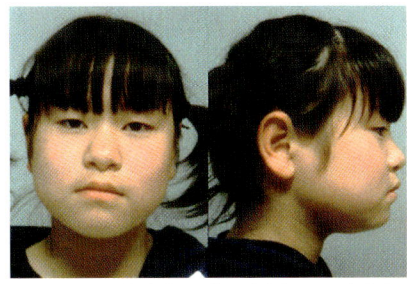

図4a,b　治療終了後の顔貌と口腔内写真．治療は6回で終了した．

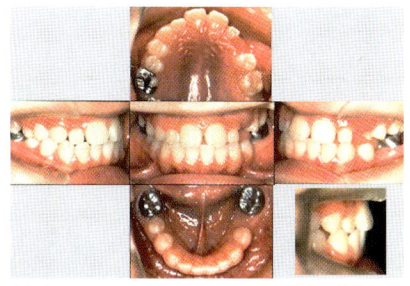

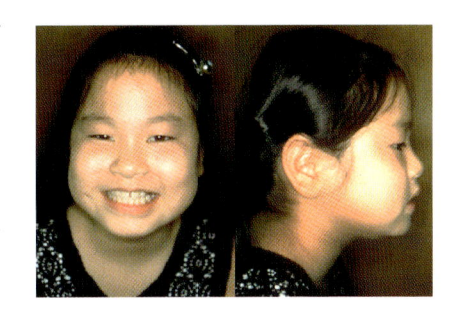

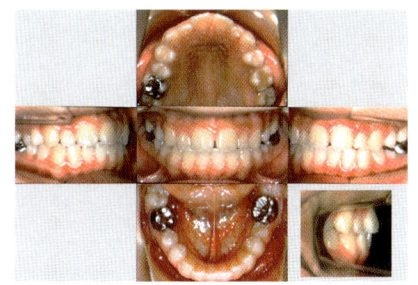

図5a,b　定期健診時の顔貌と口腔内写真．Mさんは歯科治療に対する恐怖心はなくなり，定期的に喜んで受診している．

れるので治療を中断．その後10軒ほど歯科医院を受診．今回U市の某歯科医院を受診．数回トレーニングを受けたものの，治療をさせなかったので当医院を紹介され，来院した．また，母親が極度の歯科恐怖症であった．

治療方針

初診時骨膜炎を呈していたため，患児の心の問題は無視して，Mさんをスタッフが押さえつけて応急処置をした．遠方からの通院であり，Mさんと接する時間をゆっくりとるため，半日休学してもらった．

患児とのふれあい

担当の歯科衛生士を決め，母親とは分離して，治療前に担当歯科衛生士はMさんとの心のふれあいを大事にし，人間関係をつくるように努力した（図3）．また，人間関係の構築がうまくいった場合，行動療法を併用することにした．

治療経過

担当歯科衛生士と話したり，遊んだりして対応し，Mさんに余分な刺激を与えないようにゆっくりと治療を進めた．治療は6回で終了した（図4a,b）．また，Mさんの歯科治療に対する恐怖感が薄くなるにつれて母親の協力が得られるようになった．その後，健診には，定期的に来院している（図5a,b）．初診時のような歯科恐怖症は認められず，笑顔で接してくれる．

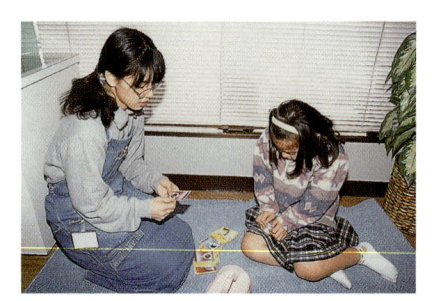

図6　Mさんと遊んでいる風景.

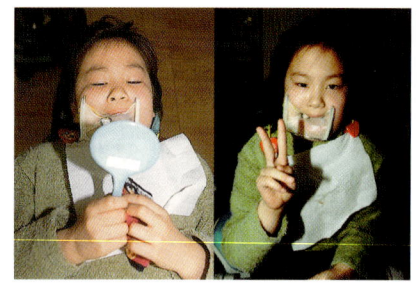

図7　モデリングとシェイピング．う蝕治療の目的やステップをMさんに理解させ，行動できるように努力した．

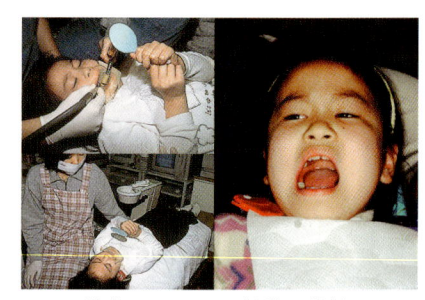

図8　強化．Mさんの行動を持続させるように努めた．

2 具体的場面

　来院時にMさんとの人間関係を構築することに力を注いだ．来院すると担当歯科衛生士は，治療前にトレーニングルームでトランプをしたり，絵を描いたりして遊んだ．Mさんは，治療のことで非常に緊張していたので，リラックスさせた（図6）．また，母親はその光景を見ることで，医院との信頼関係を自覚するようになり，歯科医師および担当歯科衛生士に協力するようになった．また，母親自身も歯科治療の恐怖感がやわらいでいった．

　トレーニングルームで遊んだ後は，行動療法を利用し，"おりこう"に歯科治療を受けられるようにした．行った内容は，以下のとおりである．

モデリング（図7），TSD法：治療内容を理解させ，Mさんにとって何をすべきなのか，モデルづくりをした．

シェイピング（学習すべき必要項目を細分化し，取り組みやすい項目から順に強化してスモールステップで身につけていく技法）：歯科治療のシミュレーションを繰り返すことで，そのモデルのように行動に移すように，型づくりをした．

強化（図8）：歯科治療に対するシミュレーションができていれば，Mさんを何度も褒めることで，その行動を強化・持続させた．

―2回目の来院時―

　Mさんは歯科治療に対する恐怖心が大きく，非常に緊張していた．

DH：1回目はよく頑張ったね．むし歯が大きいから早く治療したほうがいいよ．歯医者さんこわい？
Mさん：うん．痛いことされるからコワイ．
DH：どうして痛いことをされると思うの？
Mさん：お母さんがいっていたから．
DH：お母さんにもお話を聴いてみるね．

　そこで，母親がMさんに恐怖心を与えていると思われたので，母親に歯科恐怖症について話を聴くことにした．すると，母親が歯科恐怖症で，歯科治療に対して非常に悪い感情をもっていることがわかった．そこで，母親の協力を得て，歯科治療に対して悪いイメージを与えないように，家庭での会話などに気をつけてもらうようにお願いした．

DH：お母さんとお話ししたから，今日は口の中を診るだけにして，あとはお姉さんとお話しようね．

　そして，う蝕のなりたち，治療の必要性，治療の仕方など，TSD法を用いながらMさんに話をした．

―3回目の来院時―

DH：学校では何が好き？
Mさん：図工．

DH：あとで絵を描いてね．
　　　（診療後，絵を描いてもらった）
DH：上手だね！
Mさん：（笑顔）
DH：今度もむし歯の治療を頑張ろうね！
Mさん：うん！

　その後，来院ごとに絵描きセットやトランプなどを本人が持参するようになり，治療前や治療後に，担当歯科衛生士と遊ぶようになった．その光景を母親は微笑ましく感じたのか，母親も歯科治療に対する恐怖心がやわらいだようであった．

―治療終了後―
　Mさんに歯科治療についての感想をインタビューしたところ，以下のようなコメントをもらった．

Mさん：来院前は「歯科医院はこわくて死にそうな所」と思っていた．
　　　治療中は，お姉さんがやさしいので，少しずつ来たくなった．
　　　今は，歯科医院はやさしい所なので，来るのが楽しみになった！

3 事例の分析と課題

　本事例は，歯科恐怖症である患児に対して，人間関係を構築した後，行動療法を利用し，"おりこう"にして歯科治療を行ったケースである．
　小児の歯科治療に対する不安は，年齢の要因が強く，通院を繰り返すうちに処置を理解し，自然に恐怖心がなくなる場合が多いが，本事例では，8歳になっても，なお強い恐怖心をもっていた．その原因のひとつは，母親の態度にあった．このような場合，直接母親にアプローチをするよりも，まず子どもの治療に対する恐怖心を，TSD法などの技法を用いて軽減することが重要である．
　そして，その子どもの変化を理解した母親が，歯科治療への受容度を高めることで，医療者とのコミュニケーションがスムーズになっていった．長期的にみると，今回の事例で示した母親の養育態度は，歯科治療に対するものだけとは限らず，医療者側が定期健診や来院の場面で，つねにそのことに留意した対応と，母親への治療成果のフィードバックが必要であると考えられる．
　本事例では，患児に定期健診を受診することを勧め，自分の意志で定期的に来院するようになった．そして，来院ごとに"自分の健康は自分で守る"ことを患児に少しずつ啓蒙することで，さらに患児自身によるヘルスプロモーションを実践させるように心がけた．こうすることで，本事例のような歯科恐怖症を呈した患児は，自分自身で理性的な心の部分を発達させ，子ども自身の自立を助けることになる．

―本事例から学ぶこと―

原則
- 小児の治療では，まず痛みを確実にとること．
- TSD法などで治療のシミュレーションを行い，治療のステップを患児が理解できるようにすること．
- TSD法の有効な年齢は，通常は3歳くらいまでであるが，本事例のように8歳であっても用いることができる．その発達段階に合わせた治療手順の説明と，タイムリーに褒めるなどの「強化」が必要．
- 母子一体のアプローチを通して，小児の恐怖心は軽減される．この際，子どもの変化を理解した母親の「モデリング」と「代理強化」が重要．

避けるべきこと
- 保護者を一方的にしかること．
- 子どもの不安の原因を明らかにできないまま，治療に入ること．
- 治療の中で，子どもの不安が軽減された瞬間など，子どもの変化を見逃してしまうこと．

技法
- 子どもの発達段階に合わせた「TSD法」の活用．
- 状況とタイミングに応じた適切な「強化」．
- 「モデリング」．実際に変化や成果を観察することで考えも変わり，学習していく．

事例 2

"頑固に指しゃぶりをやめないのはなぜ？" 家庭環境に起因する不安を抱えた子どもへの対応

大野秀夫
山口県下関市開業／おおの小児矯正歯科

はじめに

臨床の場面で，小児の家庭環境に起因して誤った保健行動がみられる場合，歯科治療に対する恐怖や不安が投影されていることがある．この環境をどのように変えられるかについては，とくに家庭環境に起因している場合，課題が多い．

本事例では，環境を知る手法に「絵を描いてもらう」ことが有効であったケースを取り上げる．小児の顎口腔系の異常を考えると，指しゃぶりは，通常6歳くらいまでには中止すべきである．しかし，頑固に指しゃぶりを継続して，小学校高学年まで行っている場合がある．このような小学生の指しゃぶりは，家庭や学校などの環境による精神的な問題があるといわれている．

1 初診時の状態とその後の経過

◎患者情報

1. 氏名（仮名）
 ・M.H.
2. 初診時年齢・性別
 ・8歳2か月・男性（小学2年生）
3. 家族構成・職業
 ・父，母，弟の4人家族．
 ・父親の職業は，児童相談所の心理療法士．
4. 患者病歴
 ・特記事項なし．
5. 口腔保健習慣
 ・歯みがき習慣：1日2回．
 ・歯間部清掃：習慣なし．
6. 口腔内状況
 ・DMF 0，dmf 3．
 ・歯列咬合：不良．　・口腔清掃：不良．
7. 歯科受診経験
 ・近所の歯科医院に定期的に受診．
 ・上顎前突の治療を希望し，来院．

落ち着きがない

M君は，1997年8月，「上顎前突が気になる」を主訴に，初めて来院．初診時，M君は素朴な感じを受けたものの，母親は躾に厳しい様子が感じられた．問診の間，M君は落ち着きのない状態であった（図9）．口腔内は，極度の上顎前突を呈していた（図10）．

指しゃぶりをやめる気はない

問診からM君は，生後より初診まで指しゃぶりを継続していた．指しゃぶりについてM君に問診をしたところ，M君は「指しゃぶりを中止するつもりはまったくない」と意思表示をし，何のためらいもなく指しゃぶりをしている写真撮影を許可してくれた（図11）．また，小学生の指しゃぶりの原因は家庭環境にあることが多いので，「M君の家庭について」と題して絵を描いてもらった（図12）．

治療方針

小学生の指しゃぶりの原因のほとんどは，精神的な問題があるといわれている．そこで，事例1と同様に担当の歯科衛生士を決め，M君との心のふれあいを大事にしてM君との人間関係をつくり，そのうえで指しゃぶりの中止支援を行うことにした（図13，14）．

第3章 歯科不安・歯科恐怖症児への対応は？

図9 初診時顔貌．初診時，M君はちょろちょろ動き，落ち着きのない状態であった．
図10 初診時口腔内写真．口腔内は，極度の上顎前突を示していた．

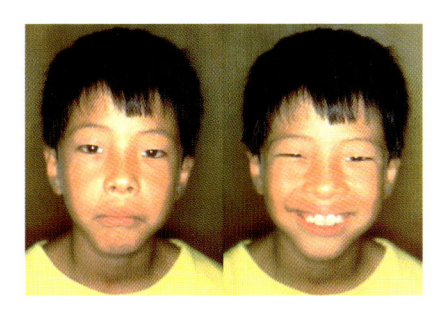

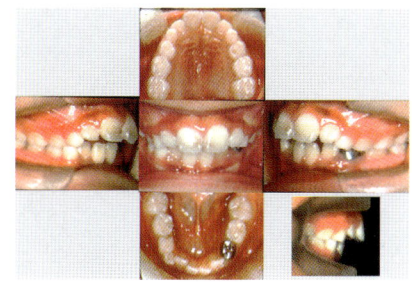

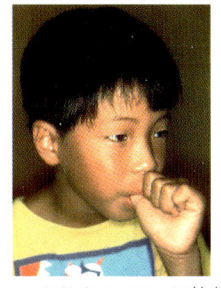

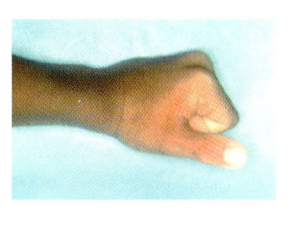

図11 指しゃぶりをしている状態．指しゃぶりしている状況としゃぶっている指の写真撮影に，何のためらいもなく応じてくれた．

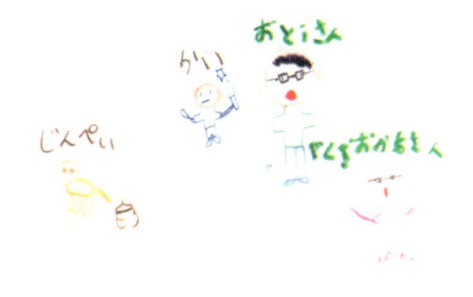

図12 M君が描いた絵．家庭のことについて，絵を描いてくれた．

図13 担当歯科衛生士との写真．担当歯科衛生士とM君は相性がぴったりとあった．
図14 指しゃぶりの本を読んでいるところ．担当歯科衛生士は，M君と指しゃぶりの絵本を何度も読んだ．

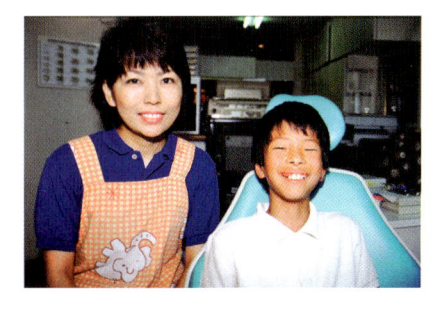

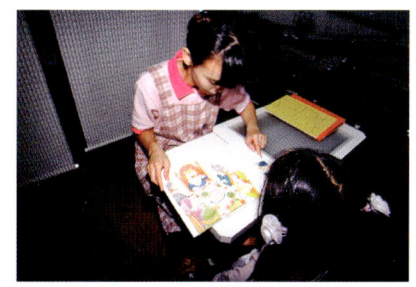

治療過程

M君は遠方通院であったが，母親の理解を得て2週間ごとの来院とした．指しゃぶり中止支援当初，M君は指しゃぶりをやめる気はなかったが，2週間ごとに，M君自身の食事のビデオを見せたり，指しゃぶり中止のための絵本を読んだりした．指しゃぶり中止支援開始後8か月くらいから指しゃぶりの回数が減少したため，1998年4月から口腔筋機能療法をはじめた（図15a,b）．1999年1月頃，指しゃぶりを完全に中止した（図16a,b）．

1999年4月から不正咬合治療をはじめ，2001年11月，不正咬合治療を終了した（図17a,b）．

2 具体的場面

指しゃぶりを頑固にやめないM君の姿勢，および初診から母親の患児に対する態度が弟に対してよりも厳しいと感じたため，母親の了解を得て，「M君の家庭について」と題して絵を描いてもらった．M君は快く描いてくれた（図12）．M君に絵の説明を求めたところ，つぎのようにコメントした．

M君：（母親について）お母さんは「やくざみたい」に怒り出す．いろいろなことにうるさく注意するのでうるさい！

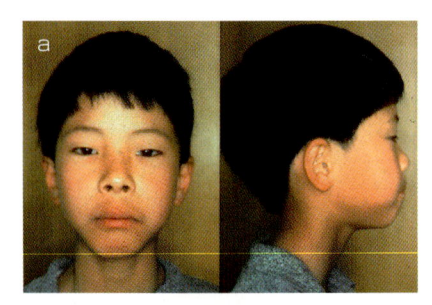

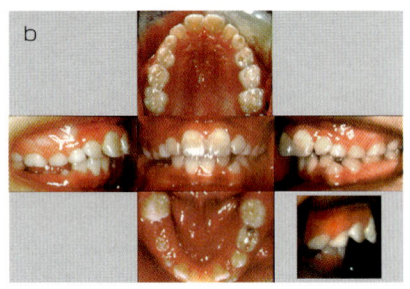

図15a,b　1998年4月，口腔筋機能療法をはじめた頃の顔貌と口腔内写真．極度の上顎前突を示していた．

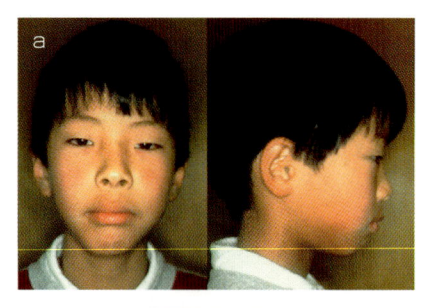

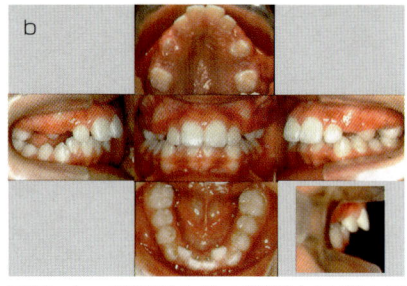

図16a,b　1999年1月の顔貌と口腔内写真．初診時と比較して，上顎前突は若干改善していた．

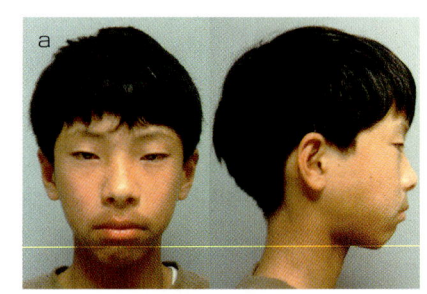

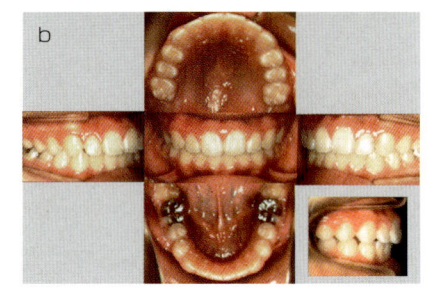

図17a,b　2001年11月の顔貌と口腔内写真．上顎前突は改善した．

　　　(弟についてはナイフを持った絵を描き)弟はうるさい．
　　　(絵のまんなかに飼い犬が大便をしている状況を描き)犬の名前はジンペイ．とてもかわいい！
Ｄｒ：犬とよく遊ぶの？
Ｍ君：よく遊ぶよ．
Ｄｒ：(ジンペイとは，とても仲良しに思えた)
　　　お父さんはどうなの？
Ｍ君：……(何のコメントもない)

　家庭環境の中で，Ｍ君が感じている問題が浮き彫りにされた．この問題が頑固に指しゃぶりをしている原因と考え，指しゃぶりの中止支援を行った．Ｍ君自身の家庭での心理的な問題が指しゃぶりの原因と考えられたため，母親にはＭ君に「指しゃぶりを止めなさい」など，Ｍ君に口うるさく干渉しないようにお願いした．一方，Ｍ君には，少しでも指しゃぶりの回数が減少すれば，担当歯科衛生士は褒めるように心がけた．

担当歯科衛生士から見たＭ君の母親像

　物静かな穏やかな母親に見えた．しかし．Ｍ君の弟には非常にやさしく接しているのに対して，Ｍ君には厳しい態度であった．その分，Ｍ君は，弟が嫌いな感じがした．

――指しゃぶり中止支援開始後1か月くらいたった頃――
　その頃のＭ君と担当歯科衛生士の会話である．

Ｍ君：もう少しで指しゃぶりを止められそう．
ＤＨ：(指しゃぶりを止める気を感じて)すごいね！
Ｍ君：僕，本当に頑張るよ！

――指しゃぶり中止支援開始後4か月くらいたった頃――
　母親から「Ｍ君が意識しているときは指しゃぶりをしないが無意識のときはしている」との情報が入った．その頃のＭ君と担当歯科衛生士の会話である．

Ｍ君：指しゃぶりを止めることを頑張るのにあきた．
ＤＨ：どうして？！
Ｍ君：指しゃぶりをしているとお母さんが口うるさく「指しゃぶりを止めなさい」っていうから！

　母親に，Ｍ君に「指しゃぶりを止めなさい」など口うるさく干渉しないようにお願いしたことが守られていなかったようだ．

―指しゃぶり中止支援開始後6か月くらいたった頃―

母親から「M君に指しゃぶりについて注意するのを止めました」との報告を受けた．その頃のM君と担当歯科衛生士の会話である．

M君：指しゃぶりをほとんどしなくなったよ！
DH：すごいね！
Ｄｒ：（母親のM君に対する干渉がなくなり，M君の「指しゃぶりを本当に止めないといけない」と思う自覚ができたためと思った）

―指しゃぶり中止支援開始後8か月くらいたった頃―

指しゃぶりは，1週間に1回ぐらいになった．そこで，口腔筋機能療法の診断のために，咀嚼嚥下の状態をビデオ撮影した．以下は，そのビデオを担当歯科衛生士とM君が見ている場面である．

DH：舌の出し方が牛みたいだね．
M君：違う！　牛じゃないよ！
DH：指しゃぶりも回数が減ったし，舌のトレーニングを頑張ろうね．
M君：かっこう悪いもんね！　本当に頑張るよ！

―指しゃぶりを完全に中止した頃―

M君に歯科治療についての感想をインタビューすると，つぎのようなコメントを受けた．

M君：［来院前］歯科医院はコワイ所．指しゃぶりは誰にも迷惑をかけないので，「やめたい」とは思わなかった．
　　　［指しゃぶり中止支援中］（歯科医院について）痛いことをするとき，「早く終わったら」と思った．
　　　（指しゃぶりについて）指しゃぶりをしていたら，お母さんに叱られるのがイヤだった．
　　　［現在］（歯科医院について）することがだいたいわかるので，安心できるようになった．
　　　（指しゃぶりについて）やめられてうれしい．お姉さんがいろいろ教えてくれたので，感謝している．
　　　（これからの治療について）「自分のこと」なので頑張ろうと思う．

3 事例の分析と課題

本事例は，家庭環境に起因した指しゃぶりの患児に対して，ヒューマニズムを目的として人間関係を構築した後に，根気よく患児と接して指しゃぶりを中止させたケースである．指しゃぶりを中止するのに約1年半を費やしたものの，患児は指しゃぶりをやめ，患児の心は自立したと考えられる．

患児の歯科治療に対する恐怖心がある場合，小児への保健指導を効果的に行うためには，その不安の背景を知ることが重要である．本事例では，絵を描いてもらうことで，母子関係，家庭環境に対する感情を医療者側が理解できた例を示した．ただし，この結果を母親にどのように伝えるかについては，課題が多い．患児の年齢にもよるが，本事例の場合，自分を理解してくれる医療者に対して，心を開いてくれたのだと思われる．

本事例では，母親に対しては，絵に描かれた家庭の問題を伝えなかった．担当歯科衛生士と患児との信頼関係を基盤としたコミュニケーションで，患児の自立を待った．というのは，患児の父親が児童相談所の心理療法士で，家庭における父親としての立場，そして，社会的位置づけを考慮したからである．

―本事例から学ぶこと―

原則
- 原因療法に努める．
- 患児・保護者の了解を得て，お絵かきをする．
- 家庭や社会的影響を考える．

避けるべきこと
- 処置について，患児・保護者の了解を得ずに行うこと．
- 歯科的処置を優先すること．

技法
- ビデオや絵本を用いた，指しゃぶり中止支援のための行動療法．
- 患児の不安の背景を知るためのお絵かき．

事例 3

歯列不正を気にする情緒不安定児への対応
―精神医学的アプローチと行動療法を利用して

大野秀夫
山口県下関市開業／おおの小児矯正歯科

はじめに

　小児の発達段階の中で，歯や口の外観に対する小児の心理を医療者側が判断することは，意外に難しい．患児やその保護者によって非常に個人差があり，医療者側にとっても困惑するところである．

　本事例では，精神科のカウンセリングを受けている場合を例に，主治医との連携と自院でできる心理検査法について取り上げる．小児に応用できる心理検査法には，YG性格検査[注1]，東大式エゴグラム[注2]，および田研式親子関係診断検査[注3]があり，これらは専門的知識を必要とするものの，精神的に不安定な子どもの対応には有効である．本事例では，精神医学的アプローチの方法について考える．

注1：YG（矢田部・ギルフォード）性格検査とは，米国のGuilford JPが考案し[1]，矢田部達郎らが日本人向けに改良した性格検査法．12の尺度，120の質問項目から構成され，「はい・いいえ・どちらでもない」のいずれかで回答する．結果はA型（平凡型），B型（非行型），C型（沈静型），D型（適応者型），E型（ノイローゼ型）に分類される．

注2：東大式エゴグラムとは，米国のBerne Eが提唱した交流分析法（構造分析）．人間は，子どもの頃の経験によって親（P：Parent），大人（A：Adult），子ども（C：Child）の3つの自我の状態があるとし，他者との交流において，P・A・Cいずれの自我状態が影響を及ぼしているかを調べる[2,3]．

注3：田研式親子関係診断検査とは，品川不二郎，品川孝子が開発した親子関係を把握する検査法．子ども用と両親用の2種類の質問紙があり，親子間・父母間の意識・行動のずれや親の養育態度（拒否・支配・保護・服従）における傾向などを診断する[4]．

1 初診時の状態とその後の経過

◎**患者情報**

1．氏名（仮名）
・N.F.

2．初診時年齢・性別
・10歳・女性（小学4年生）

3．家族構成・職業
・祖父，祖母，父，母，妹，弟の7人家族．
・父親の職業は会社員で心筋梗塞の既往．妹は心臓奇形（心室中隔欠損症）．

4．患者病歴
・当歯科に来院する1か月前頃から精神的に不安定になり，精神科でカウンセリングを受けていた．

5．口腔保健習慣
・歯みがき習慣：1日2回．
・歯間部清掃：習慣なし．

6．口腔内状況
・歯数：24．　・DMF 16．
・歯列咬合：不良．　・口腔清掃：不良．

7．歯科受診経験
・総合病院の歯科で定期的に管理を受けていた．
・今回上顎前突の治療を希望し，紹介されて来院．

初診時視線が定まらない

　Nさんは，1997年8月，上顎前突が気になることを主訴に初めて来院．初診時は，母子ともに素朴な感じを受けたものの，問診時，Nさんは少し視線が定まらない様子であった（図18）．口腔内は，多数う蝕，および極度の上顎前突を示していた（図19）．

第3章　歯科不安・歯科恐怖症児への対応は？

図18　初診時顔貌．初診時Nさんは少し視線が定まっていなかった．
図19　初診時口腔内写真．口腔内は，多数のう蝕および極度の上顎前突を示していた．

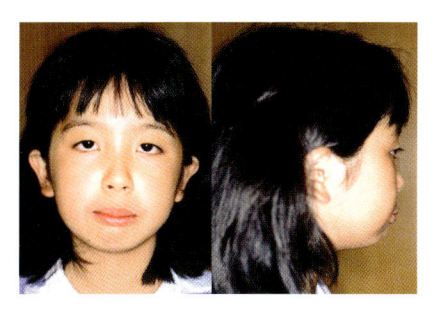

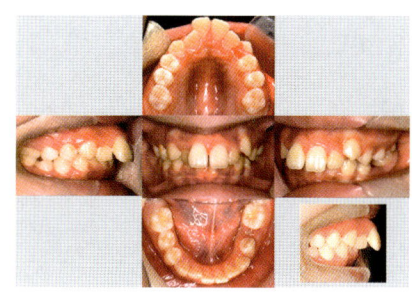

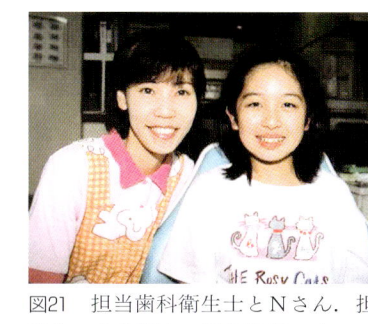

図21　担当歯科衛生士とNさん．担当を決め，きめ細かい対応を行った．

図20　精神医学的アプローチの結果．母子の了解を得て，精神医学的アプローチを行った．

精神科でカウンセリング

問診から，妹は心奇形であり，入退院を繰り返していた．さらに1997年4月，父親が心筋梗塞を発症．母親の父親への看病疲労などから，1997年7月からNさんは情緒不安定に陥り，総合病院精神科でカウンセリングを受けていた．

治療方針

主治医の精神科医に連絡をとったところ，精神医学的には，ゆっくり治療導入すれば不正咬合治療に耐えられると確認したため，人間関係を構築しながら，ときには行動療法を用いてNさんに接しながら，治療を進めることとした．しかし，情緒が非常に不安定と判断したため，まずは精神医学的アプローチを行い，Nさんとの接し方，および不正咬合治療の装置の選択のための参考とすることにした．

精神医学的アプローチ

YG性格検査，東大式エゴグラム，および田研式親子関係診断検査の結果（図20）を総合的に分析すると，Nさんは第1子という立場で，両親から溺愛され，甘やかされて育ったことが，自律した人格を育成するうえで障害となり，「1人では何もできない」といった自己卑下，意欲喪失感を自覚していた．Nさんは，検査現在，自律に向けて内面的に葛藤している様子が伺えた．つまり，子どもから大人へと変化しつつある状態であった．

患児とのふれあい

事例1，2と同様に担当の歯科衛生士を決め，母親と協力して，治療前に担当歯科衛生士はNさんとの心のふれあいを大事にし，人間関係をつくるように努力した（図21）．

治療経過

う蝕治療は，患児の心，および遠方通院であることを考慮し，1997年9月から約6か月かけてゆっくりと行った．う蝕治療の間は，心の変化について何ら問題はなかった．その後，1998年4月から本格的に不正咬合治療を開始した．5月にcombination head-gearを装着したが，6月頃から精神的に不安定な状態に陥り，異常行動をとるようになった．精

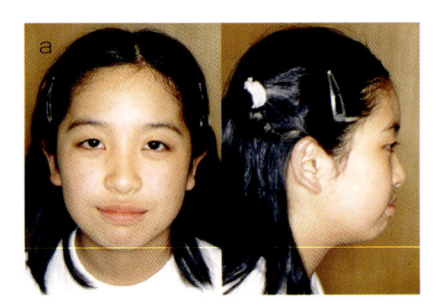

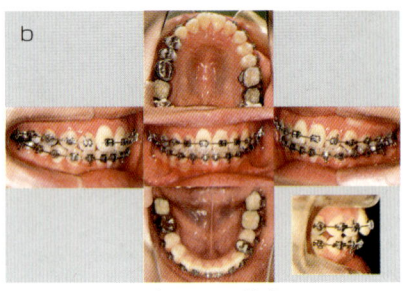

図22a, b　1999年8月の状態．Nさんの情緒は安定していた．

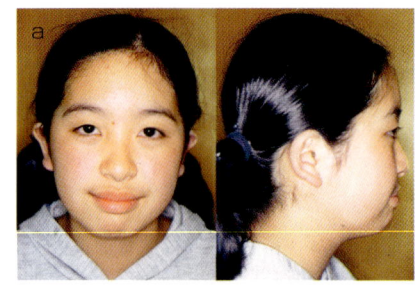

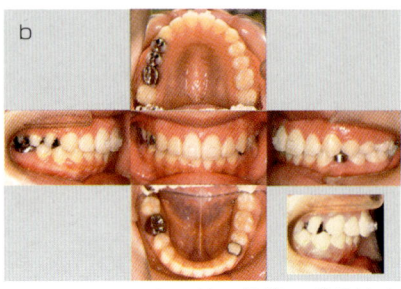

図23a, b　2000年4月の状態．動的治療が終了した．

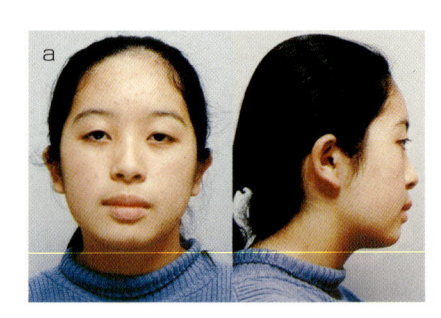

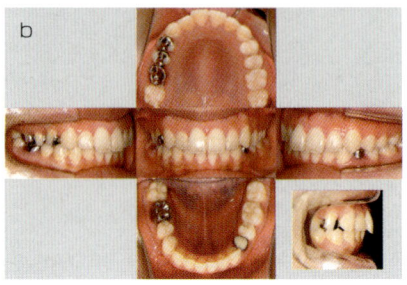

図24a, b　2001年11月の状態．元気よく来院するようになった．

神医学的アプローチの結果を参考に，人格あるやさしさをもった対応を心がけた．8月にcombination head-gearからhigh-pull部を除去してcervical-pullのみにした．この頃より精神状態は徐々に安定し，9月には精神的に安定した．

1999年8月および2000年4月の状態を図22a, bおよび図23a, bに示した．その後，健診には定期的に来院している（図24a, b）．

2 具体的場面

本格的に不正咬合治療を開始した1998年5月以降，Nさんは精神的に不安定な状態に陥り，チック症状が発現．ときには，夜中に起き出して急に泣くといった異常行動をとるようになった．Nさんには2週間ごとの来院をお願いし，Nさんを励まし，母親に対しては精神医学的アプローチの結果を考慮した，人格あるやさしさをもった対応に努めるようにお願いした．これは，来院ごとに行った．担当の歯科衛生士は，1週間ごとに自宅へ電話を入れ，Nさんを励ましました．ようやく8月頃に，精神状態は安定してきた．

Nさんへの接し方については，精神医学的アプローチの結果を参考として，大人への脱皮傾向にあるので，Nさんを1人の人格者，つまり子どもではなく大人として扱いながらも，放任するような態度ではなく，つねに温かく接するように努力した．それには，歯科医師，担当歯科衛生士，および母親が一丸となって対応した．そのため，早期に精神状態は改善し，不正咬合治療はスムーズに進んだ．

―う蝕治療の6か月間のできごと―

治療開始時の歯科医師とNさんの対話．

Ｄｒ：今日はむし歯の治療をするよ．何か嫌なことがあったら教えてね．
Nさん：はい．
Ｄｒ：大丈夫？
Nさん：はい．
ＤＨ：今日はむし歯の治療をしたよ．大丈夫？
Nさん：はい．

つぎの来院時，Nさんが入室後に，担当歯科衛生士に母親から相談があった．

母親：本人にはいわないでほしいのですが，前回の帰宅後，歯科治療のストレスのためか，私に突っかかってくるんですよ．知らない人の前では，なかなか言葉を出さないので，彼女が理解できるように，ゆっくりと治療を進めてください．

―head-gear を装着後，精神的に不安定な状態になり，異常行動をとるようになった頃―

母親：目をパチパチしたり，夜急に泣き出して私をたたいたり，ボーッとしているときは，口の中へ手を入れるなど異常行動が出ています．主治医に相談したところ，軽い精神的な異常だと思うので経過観察の指示を受けました．「～したらダメ！」などの言葉は使わないように指導されました．

Ｄｒ：わかりました．担当歯科衛生士に，励ましを目的に，1週間ごとにNさんに電話をするようにしましょう．

―担当歯科衛生士とNさんの電話―

DH：何か嫌なことある？
Nさん：ないです．
DH：装置を使えないのはどうして？
Nさん：忘れる．
DH：夜に使うのを忘れたら，家にいるときだけでいいから，昼間使おうか？　できそう？
Nさん：それならできるかも．

担当歯科衛生士は，コミュニケーションをとるために，1週間ごとにこのような電話を繰り返した．

不正咬合治療が終了し，Nさんに歯科治療についての感想をインタビューしたところ，以下のコメントをもらった．

Nさん：来院前は何をされるかわからないので不安だった．治療中は，痛いことがあったとき，心配で「早く治療が終わらないかなぁ」と思っていた．今は，歯並びがきれいになってうれしい．むし歯があるので，早くむし歯の治療を終わりたい．

3　事例の分析と課題

本事例は，情緒不安定の患児に対して，担当歯科衛生士が患児と母親との人間関係を構築した後，精神医学的アプローチおよび行動療法を利用して歯科治療を行ったケースである．歯科治療をするために，とくに患児の心について十分配慮した．その場合，患児，母親，および担当歯科衛生士の三位一体の人間関係の構築は当然重要であるものの，患児の心の変化を的確に把握するためには，患児と担当歯科衛生士，そして母親と担当歯科衛生士の二者関係の信頼関係の充実のほうが非常に大切である．というのは，患児から得られない情報が母親から得られるからである．

具体的には，不正咬合治療を進めるうえで，患児に余分なストレスがかからないように精神医学的アプローチを行い，患児の心の問題に対応したことで，より効果的に治療を進めることができた．

精神医学的アプローチについては，本事例のように歯科医院レベルで行える症例かどうか，主治医に十分な問い合わせをする必要があると考える．

―本事例から学ぶこと―

原則
- 情緒不安定な患児に対しては，患児の精神状態にあわせて，ゆっくりと治療を進める．
- 患児のみの対応ではなく母子一体のアプローチを心がける．
- 心理検査は，人間関係の構築後，患児・保護者の了解を得て進める．

避けるべきこと
- 患児・保護者の了解を得ずに処置を行うこと．
- 主治医との連携を図らずに精神医学的アプローチを行い，処置を進めること．
- 薬の副作用を確認せずに処置をすること．精神疾患の患者は，内服をしていることが多い．

技法
- 患児の状態や心などに配慮した行動療法の利用．
- YG性格検査，東大式エゴグラム，田研式親子関係診断検査を利用した精神医学的アプローチ．

歯科治療に対する不安・恐怖と認知行動療法

認知行動理論に基づいたアプローチ

深井穫博
埼玉県三郷市開業：深井歯科医院・深井保健科学研究所

歯科治療に対する不安・恐怖

「おそれ」には，①恐怖(fear)，②不安(anxiety)，③病的恐怖症(phobia)がある．「恐怖」とは，脅威や危険を察知したときに生じる個人的な情動反応であり，「対決か逃避か(fight or flight)」とよく表現される瞬間的な反応である．それに対して「不安」は，その個人にとって脅威の源がはっきりしない場合や，すぐには脅威の実態が現れない状況での情動反応を指す．

歯科治療は，患者側が局所麻酔や切削器具など疼痛をイメージしやすく，しかもそれを回避できないと考えてしまう場合が多い．この歯科治療に対する不安や恐怖は，治療に対する協力や継続的な受診を妨げる要因のひとつとなるので，これを軽減することは歯科医療者の古くからの課題である．

不安の原因には，準備説(誰でもがもっている特性)，不確実性(つぎに何が起こるかわからない)，経験や周囲の不安の投影，生物学的特性(生まれつきもっている神経症傾向や心理的特性)などがあり[5,6]，その対処には，この不安の原因を明らかにすることが重要である．

歯科治療に対するこれらの患者の感情を素直に話してくれる場合は，医療者側の対処は比較的容易であるが，多くの場合，患者の表情や態度から判断される．成人を対象とした評価法として古典的なのにCorah NLの歯科治療不安尺度(DAS：dental anxiety scale, 1969)[7]やKleinknecht RAのDFS(dental fear survey, 1973)[8]がある．DASは，患者の歯科治療に対する不安を，①歯科治療前日，②待合室で治療を待っているとき，③チェアに座って歯科医師が歯を切削する準備をしているとき，④歯石除去をチェアに座って待っているときの4つの場面について，「非常に不安」から「まったく不安でない」までの5段階で評価するものである(図25)．

小児を対象とした質問紙には，Cuthbert MLらのCFSS-DS(Dental Subscale of Children's Fean Survey Schedule)[9]がよく知られており，自己回答用と保護者回答用日本語版の信頼性・妥当性が検討されている[10]．

一方，Venham Lは，2つずつ小児の様子がイラストで描かれた8枚のカードを患児に見せて，どちらが自分の気持ちをよく表しているかを選ばせ，その合計点で評価する方法を考案している(1979，第5章事例1参照)[11]．

小児の発達段階・発達課題と母子一体のアプローチ

小児の歯科治療に対する不安には年齢的な要素があり，3歳以降には成長発達とともに消退する場合がある一方，外見上は不安が見られないために，心理的な不安や恐怖を医療者側が見過ごすこともある．また，小児の歯科治療に対する不安は，実は親の不安や治療に対する誤ったメッセージが投影されていることがしばしばみられるので，母子一体として，患児と親の双方へのアプローチが必要となる．

乳幼児から学齢期の心理的な発達過程には，発達段階に応じた発達課題(Havighurst RJ)という概念とも関連するものがあり，それ以外にも，Erikson EHは，ライフサイクルにおける8段階を，乳児期，幼児初期，幼児期，児童期，青年期，成人初期，成人期，老人期にわけ，それぞれの段階に習得・達成されなければならない社会的文化的な課題を見出している[12,13]．また，Piaget Jは，感覚・運動期(～2歳)，象徴的思考期(2～4歳)，直感的思考期(4～7歳)，具体的操作期(7～11歳)，形式的操作期(11歳～)という発達段階区分を提唱した[14]．たとえば，中学生には抽象的な説明が可能となるが，小学校低学年では，視覚的な解説が必要となる．これら心理的な発達段階に応じた患児の不安への対応と保健指導は，その媒体やコミュニケーションを考える場合の基礎的要件である．

認知行動療法とは

不安の軽減法の原則には，①歯科医師が段階的に治療を進めて，そのステップを本人が知ることで漠然とした不安を軽減する，②段階的な治療によって本人の対処能力が高まり自分の心理に対処できるようになる，③歯科医師が患者の現状を受け入れ非難しない(情緒的支援)などがある．具体的手法には，認知行動療法を歯科臨床に適用したものが多い．

「認知行動療法(cognitive behavioral therapy)」は，対象者の問題となる行動，情動，認知に焦点をあて，その行動の修正を図るものである[15-17]．歴史的には，その原因となっている認知の修正を主体とする「認知療法」と学習理論および行動科学の諸理論を治療法に適応する「行動療法」と

が統合されたものである(認知行動療法の基盤となる理論は,それまでの行動科学の諸理論を臨床の場面で適用するために体系化したものであり,本稿ではそれらの理論を「認知行動理論」と称することにした).「認知療法」は,Ellis A の論理療法(1955),Beck A の認知療法(1963)がその後の展開を拓いた[15].「行動療法」は,Skinner BF のオペラント条件づけ[18]と Bandura A の観察学習の概念を基盤として治療に適用したものがはじまりである[19,20].この認知行動療法は,神経症などの治療に限らず,保健指導・健康教育の技法としても十分活かすことができ,その適用範囲は広い.

小児にこの認知行動療法を適用するには,本人かその周囲の成人(主として親)を対象とする2つのアプローチがある.認知の発達的観点から何歳くらいの小児から適用できるかについては明確ではなく,問題となる行動によって異なってくる.

代表的な認知行動療法のなかで,保健指導に適用できるものには,①系統的脱感作療法,②暴露-反応防止法,③モデリング療法,④セルフ・モニタリング法などがある.系統的脱感作療法とは,不安の対象となる状況・物に対して,それらを対象者の主観的刺激の強弱によって階層化し,脱感作とよばれるリラクゼーション(主に筋弛緩などを用いる)を行う.そして十分にリラックスした状態で階層的に低い不安対象に暴露していく技法である.そして,この感作部分を除き,暴露(刺激)の階層化によるものが,暴露-反応防止法である.モデリング療法とは,モデリングにより,不適切な行動を消去するとともに適応的な行動を獲得させ,問題行動の改善や障害の治療を行う技法である.セルフ・モニタリング法は,自己の行動,情動,認知などを観察し,記録し,評価することによって自分自身でその状況を客観的事実として理解し,自己修正できるように専門家がはたらきかける技法である.

1. 明日,歯科医院へ行かなければならないとすると,どう感じますか.
   a. かなり楽しい経験として楽しみにしている
   b. あれこれ心配しない
   c. 少し気がかりになる
   d. 不愉快で痛いだろうと心配する
   e. 歯科医が何をするのか恐ろしい
2. 歯科医院の待合室で順番を待っているとき,どんな気分ですか.
   a. 緊張感もなく安心している
   b. 少し落ち着かない
   c. 緊張している
   d. 心配である
   e. 非常に心配で,ときどき汗が出て気分が悪くなりそうだ
3. 歯科医院のチェアの上で待っていて,歯科医師がタービンを持ってあなたの歯を削ろうとしています.どう感じますか.
   a. 緊張感もなく安心している
   b. 少し落ち着かない
   c. 緊張している
   d. 心配である
   e. 非常に心配で,ときどき汗が出て気分が悪くなりそうだ
4. あなたは歯をきれいにするために歯科医院のチェアの上に座っています.あなたが待っている間,歯科医師が歯のまわりの歯石を取るのに使う器具を持ったら,どんな気分になりますか.
   a. 緊張感もなく安心している
   b. 少し落ち着かない
   c. 緊張している
   d. 心配である
   e. 非常に心配で,ときどき汗が出て気分が悪くなりそうだ

注)選択肢にはポイントが割り当てられていてaが1点,eが5点としその合計点数をDASスコアとする

(Corah NL. 1969)

図25 Corah NL の歯科治療不安尺度(DAS : dental anxiety scale)(文献7より作図).

本章の事例における歯科治療の不安・恐怖への具体的対処

事例1は,小児の歯科治療に対する不安の原因が,母親自身の歯科治療に対する強い不安とその養育態度にあったケースである.10か所以上の転院を繰り返していた8歳の患児に対して,治療前にトランプ遊びなどを行い,歯科医療者との関係の構築とリラクゼーションを図りながら,TSD法や目標行動に近い行動順に強化を与えていくシェイピング(shaping)の技法を用いている.そして,母親への対応として,まず患児の不安を軽減することを第一優先に考え,患児の変化を見せることで,母親自身の認知の修正を行うという,モデリングの適応例でもあった.

事例2は,8歳になっても指しゃぶりが止まらないケースを取り上げ,その要因を見つけるための手法として,患児に絵を描いてもらう方法を紹介した.その結果は,担当した歯科衛生士が,直感的に感じた育児態度を示すものであった.また,患児に対しては,咀嚼の状態を撮影したビデオを用いたセルフ・モニタリング法が用いられている.

事例3は,来院時に精神科でカウンセリングを受けていた患児のケースであり,初診時にYG性格検査,エゴグラムなどの心理検査を用いている.また,精神科の主治医と連携をとりながら歯科治療を行い,治療の段階で情緒的な異常がみられた場合,毎週,電話をかけて本人と話しながら自宅での様子を評価している.

小児の歯科治療に対する不安は,長期間にわたる歯科受診に基づく信頼関係と成長発達の過程で解消されることが多い.しかし,医療者側が患児の不安に気づかなかったり,その原因を把握できないまま対応すると,歯科受診の中断につながる.とくに,保護者の不安や家庭環境が投影されている場合には,保護者へのアプローチが重要であり,認知行動療法の考え方は,きわめて有効である.

参考文献

1. Guilford JP 考案. 辻岡美延, 矢田部達郎, 園原太郎 構成. YG性格検査. 新潟：竹井機器工業, 1958.
 (http://www.takei-si.co.jp/product/personality/personality_index.htm)
2. 東京大学医学部心療内科 編著. 新版 エゴグラム・パターン TEG(東大式エゴグラム)第2版による性格分析. 東京：金子書房, 1995.
3. ジョン・M・デュセイ 著. 池見酉次郎 監修. 新里里春 訳. エゴグラム ひと目でわかる性格の自己診断. 大阪：創元社, 1980.
4. 品川不二郎, 品川孝子. 田研式 親子関係診断テストの手引き. 東京：日本文化科学社, 1958.
5. Kent G, Croucher R. Achieving Oral Health-The Social Context of Dental Care. Oxford : Wright, 1984.(文献6より)
6. Kent G, Croucher R 著. 新庄文明, 山崎久美子, 俣木志朗 監訳. 歯科医療 人間科学へのいざない. 東京：医歯薬出版, 2005：44-75.
7. Corah NL. Development of a dental anxiety scale. J. Dent Res 1969；48：596.
8. Kleinknecht RA, Klepac RK, Alexander LD. Origins and characteristics of fear of dentistry. JADA 1973；86：842-848.
9. Cuthbert ML, Melamed BG. A screening device : children at risk for dental fears and management problems. ASDC Journal of Dentistry for Children 1982；49：432-436.
10. 森 裕佳子. 小児の歯科恐怖に関する研究 ─保護者回答用日本語版 CFSS-DS の有用性と低年齢児の歯科恐怖の実態. 小児歯科学雑誌 2008；46：1-12.
11. Venham LL. The effect of mother's presence on child's response to dental treatment. Journal of Dentistry for Children 1979；46：219-225.
12. E. H. エリクソン 著. 村瀬孝雄, 近藤邦夫 訳. ライフサイクル, の完結. 東京：みすず書房, 1989.
13. バーバラ M. ニューマン, フィリップ R. ニューマン 著. 福富護 訳. 新版 生涯発達心理学 エリクソンによる人間の一生とその可能性. 東京：川島書房, 1988.
14. ジャン・ピアジェ 著. 滝沢武久 訳. 思考の心理学 発達心理学の6研究. 東京：みすず書房, 1968.
15. 下山晴彦 編. 認知行動療法 ─理論から実践的活用まで 第1版. 東京：金剛出版, 2007.
16. 坂野雄二 監修. 鈴木伸一, 神村栄一 著. 実践家のための認知行動療法テクニックガイド 行動変容と認知変容のためのキーポイント. 京都：北大路書房, 2005.
17. 島井哲志 編. 健康心理学 第1版. 東京：培風館, 1997.
18. 杉山尚子, 島 宗理, 佐藤方哉, Richard W. Malott, Maria E. Malott. 行動分析学入門. 東京：産業図書, 1998.
19. 春木 豊 編著. 人間の行動変容 新しい学習理論とその応用. 東京：川島書店, 1977.
20. Bandura A. Self-efficacy, Toward a unifying theory of behavioral change. Psychological Review 1977；84：191-215.
21. 深井穫博. 歯科医療の質を評価する ─患者さんを知る. 石川達也, 高江洲義矩, 中村譲治, 深井穫博 編. かかりつけ歯科医のための新しいコミュニケーション技法 第1版. 東京：医歯薬出版, 2000：40-55.
22. 深井穫博. 行動科学における口腔保健の展開. 保健医療科学 2003；52(1)：46-54.

第 4 章

> どうしてむし歯に…

> ちゃんと治療してるの！

心配性の親とどうかかわる？

―行動理論・モデル：「ヘルス・ビリーフ・モデル」―
―鍵概念　　　　　：「自己決定」「医療者－患者関係」「母子関係」「不安・恐怖」「患者満足度」―
―技法・評価尺度　：「カウンセリング技法」「コミュニケーション技法」「不安尺度」「患者満足度尺度」―

事例1："ぶっきらぼうないい方が… 何かありそう！" 歯科不信で治療方針への理解が得られない親への対応

事例2：子どものう蝕が心配で！不安で！仕方がない親へのアプローチ

事例3："落ち込まないでお母さん" 親の期待した成果が得られなかったときの対応

　親の医療不信や不安は，小児の保健行動に悪影響を与える．とくに歯科受診行動への障害となりやすく，医療者による「保健指導」や「専門家によるケア」を受ける有用性を低下させてしまう．親が小児う蝕の深刻さを十分感じることは，予防行動をとる可能性は高めるが，反面親の小児の口腔に対する過剰な期待は，親の不安を増大させてしまう．本章では，ヘルス・ビリーフ・モデル（72, 73頁参照）によるアプローチで，親が抱く期待や不安に対して，医療者のどのような接し方とかかわり方によって，親の医療不信や不安が軽減されたのかを学ぶ．

　事例1では，歯科不信に陥っていた母親が，医療者の受容態度と対話を深めるなかで歯科医療に対する誤解が解け，前向きに小児の保健行動を実践したケースを紹介する．**事例2**では，医療者が育児に不安をもつ母親に対して，養育態度を含めた口腔保健の課題を母親とともに探求し，問題解決に向かったケースを紹介する．**事例3**では，定期健診に継続して来院している子どもにう蝕が認められ，落胆した母親に対して，子どもへの保健行動に対する認知再構成を行った事例を取り上げる．

事例1

"ぶっきらぼうないい方が… 何かありそう！" 歯科不信で治療方針への理解が得られない親への対応

福原 稔
大阪府吹田市開業：フクハラ歯科医院・NPO法人関西ウェルビーイングクラブ

はじめに

　初診時に医療者は，経験から患者の雰囲気を「何かありそう」と察知する．それを意識的に行うのがカウンセリング技法における「観察」である．観察には「何かありそう」と感じるアンテナの感度が必要とされ，つねにノンバーバルな（言葉に出てこない）メッセージに目を向ける姿勢が大切となる．そして，「何か」が何であるかを確かめることも重要である．当然，聴いてみなければわからないが，そこで必要な技法が「傾聴」である．医療者の価値観を横において，まずは患者の話を聴く．そして聴きながら「……そう思うのですね」「……そう感じるのですね」と相手を受け止める．このように医療者が患者の話に耳を傾けることで，患者は「いいたいことをいい，受け止めてもらった」と感じて，心の変化（心を開く）を起こす．そこで，はじめて医療者の言葉に耳を傾けることができるようになり，治療を進めていくための対話が生まれる．こうして患者との対話を深め，問題を掘り下げて明確化していくことで，より相互参加の関係へと進んでいくのである（表1）．

　本事例は，背景に歯科不信があったケースである．不信は怒りの感情で「本来あるべき期待がかなわなかったときの感情」ともいえる．期待がかなわなかった結果が不満になることから（68頁参照），期待していた，あるいは本来かなうべきとでもいう考え方があったと思われる．このような場合，患者と医療者のコミュニケーションの影響は大きく，医療の質よりも患者の不満につながるという研究結果もある[1]．

　患者−医療者のコミュニケーションのあり方としてインフォームド・コンセントが広く知られているが，医療者の知識を与えるだけ，判断を伝えるだけの説明で患者の同意を得ようとしていないだろうか．ここでは，医療者からの説明にヘルス・ビリーフ・モデルを使い，患者と医療者がともに考えるなかで，患者の自己決定により同意を実現した事例を紹介する．

表1　相互参加の患者−医療者関係を築くアプローチ．

> **ステップ1　カウンセリング**
> 不信の理由やそれにともなう感情を明確化し受け止める，その中で前向きな気持ちをもってもらう．
> ↓
> **ステップ2　ヘルス・ビリーフ・モデル**
> ネガティブな感情から行動目標を設定する．
> ↓
> **ステップ3　自己決定**
> 納得感のある行動変容の取り組みの中で自信を身につける．
> ↓
> **ステップ4　相互参加の関係の構築**
> 医療者への信頼を築き，母親の子どもの健康に関する相互参加の患者−医療者関係を築く．

1 初診時の状態とその後の経過

◎**患者情報**

1．氏名（仮名）
・H.Y.

2．初診時年齢・性別
・8歳・女性（小学2年生）．

3．家族構成・職業
・母親は仕事あり．

4．歯みがき習慣
・朝：ときどきみがく．夜：毎日本人がみがく．
・仕上げみがきは週1回程度．

5．歯科受診経験
・他医院で治療終了直後の学校検診で治療勧告を受け，当医院受診．

初診時：問診によるアセスメントや要望の聴取

　患者は母親と来院．学校歯科検診後の「受診の勧め」を持参．母親の態度から何か背景があると感じ，聴いてみると「治して間がないのに，治療へ行くように学校から紙をもらった」「何ですぐ悪くなるの？」という不信の言葉が出てきた．母親は仕事と家庭で時間に追われた生活．一方，子どもからは，歯みがき指導のときにも「わかった」という返事に，前向きで子どもらしい素直な反応が感じられた．

診断

　処置歯2．サホライド®処置歯1．CO2歯．軽度歯肉炎あり（口腔清掃状態は不十分，図1）．

治療・指導計画

　う蝕の予防処置が必要．治療経験があるため，口腔保健の認識はあるが，仕上げみがきができていないことから，本人と医療者任せであると考えられ，子どもの健康を守ることへの母親の参加や役割の理解が必要と思われた．

2 具体的場面

[初診時対応]ステップ1：ネガティブからポジティブに導くカウンセリング（図2）

　医療者は，患者とのネガティブな話は避けたいと思いがちである．しかし，状況によっては，あえて患者のもつ不信や不満といったネガティブな感情の理由をこちらからもち出して，十分に話を聴くことが必要となる．こうしたプロセスから患者は「受け止められた」と思い，そして，はじめて医療者の言葉

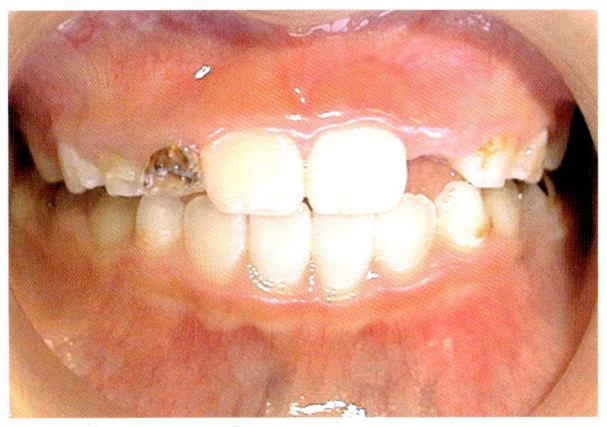

図1　 B はサホライド®処置歯で，充填処置は必要ないが，学校検診では管理中かどうかは不明のため，う蝕と診断されたと思われる．左側にCOがうかがわれる．

も耳に入ってくる．結果として患者の中で刷り合わせができ，今後の見通しやポジティブな結果への期待をもつようになるものである．

Ｄｒ：どうされましたか？［傾聴の姿勢で質問］
母親：学校で紙をもらったので来ました．［ぶっきらぼうなしゃべり方＝観察］
Ｄｒ：むし歯と歯肉炎と書いてありますね．それで来られたのですね．［確認］
（母親の表情から，何か怒ったような雰囲気が感じられ，心理社会的背景の聴取の必要性を感じた．）
Ｄｒ：何か治療に関して希望とかありますか？　何でも結構ですが．［明確化］
（……沈黙．［カウンセリングスキル］）
母親：……検診の前に治したばっかりなのに……またむし歯があるといわれて……
Ｄｒ：治したばかりだったのですね．
母親：ええ．
（……沈黙．［カウンセリングスキル］）
母親：……そんなにすぐできるものなんですか？
Ｄｒ：そのあたりのこと，少し，くわしく話してもらえませんか？［質問に答えずに質問の意図の明確化］
母親：……前の歯医者で「むし歯だから治療しましょう」といわれてそうしたのに，すぐに学校から紙をもらってきたので．前の歯医者の治療はどうなっ

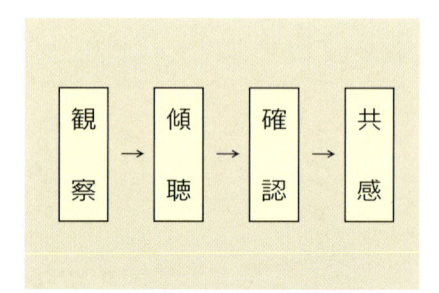

図2 カウンセリングの基本姿勢.

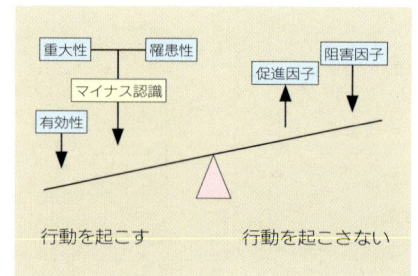

図3 ヘルス・ビリーフ・モデルに基づく,行動を「起こす」「起こさない」の判断.

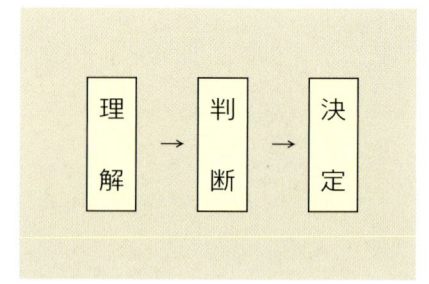

図4 自己決定モデル.

ているのかと思うのです.
Ｄｒ：なるほど．そう思いますよね．［ネガティブな母親の言葉の共感的な受け止め］
　　　前の歯医者には痛いから行ったのですか？
母親：いいえ，気になったので早いうちに治そうと思って．仕事でなかなか連れていけないので．
Ｄｒ：仕事をされているなかで，治療に連れて行くのは大変ですよね．お母さんはお子さんの歯の健康を大切に思っておられるのですね．［母親の姿勢や考えの肯定的受け止め］

─話を聴いた後─

Ｄｒ：おっしゃることはよくわかります．［共感］
　　　確かにこの歯はむし歯ですが，削って詰める治療はいらないのですよ．その理由は……
（聴く耳をもつようになった母親に刷り合わせのため，COの考え方やサホライド®処置歯について説明．）
母親：そんな話は聴いていません．［一方的な説明という医療者のコミュニケーションの問題点］
Ｄｒ：そうですよね．これからは，そのあたりの説明をもっとしっかりしながら治療を進めたいと考えています……［医療者の姿勢：ポジティブな提案］
母親：……わかりました．
（母親は見通しをもつことで，少しポジティブな気持ちに変化．）

［治療・指導時対応］ステップ2・3：ヘルス・ビリーフ・モデルで説明（図3），自己決定で同意（図4）→そこから生まれる納得感が相互参加への変化を生む

　ヘルス・ビリーフ・モデルでは，4つの視点でコミュニケーションを進めることで，行動変容のための目標設定に導いていく（72頁参照）が，本事例では「疾患の重大性」に関しては「仕上げみがきの重要性」，「疾患の易罹患性」に関しては，「仕上げみがきができていない現実」，「対処行動の有益性」に関しては「安心感」という内容で対話を進め，最後の要素「阻害因子」を明確化するなかで問題解決をし，行動目標を設定した．ヘルス・ビリーフ・モデルを使って，いわば分析しつつ説明するプロセスを通じて，みずからの「気づき」で行動の自己決定をするという形での合意に至る．

Ｄｒ：Ｈちゃんの様子はどうですか？
母親：寝る前はみがきますが，朝はほとんどダメ．前の先生も同じことをいわれましたが……　毎日は無理みたい．
Ｄｒ：そうですか．お子さんのできていないところを補う意味で仕上げみがきは大切ですが，生活習慣になるには，年齢的にまだまだ無理ですよね．そこでお母さんの出番ですが，どうですか？［重要性］
母親：なかなかできません．毎日なんて無理です．できて週に1回かな．［できていない現実］
Ｄｒ：仕上げみがきをした日には，何かいいことありますか？［有益性］
母親：そうですね……　私も安心だし，子どももそうみたい．そんな感じがします．
Ｄｒ：安心感がありますよね．以前から，お母さんはＨちゃんのお口の健康を大切に思って……　ほ

母親：ら，治療とかは早く連れて行っていましたよね！

母親：ええ．私が歯では苦労しているから……［意味の確認，有益性］

Ｄｒ：そうですよね．じゃあ，どうして仕上げみがきができないか考えてみませんか？［妨げの理由の明確化］

母親：仕事の関係で時間がないし，家の用事もたくさんあるし……

Ｄｒ：そうですね．大変ですよね．［受け止め］

母親：前の先生も「毎日してください」といわれたのですが……　無理でした．

Ｄｒ：今はいつできているのですか？

母親：私が休みの日だけですね．

Ｄｒ：そうでしたか．時間があればできる，でも，なかなか時間がなくてできないのですね．

母親：ええ．私も時間をつくりたいのですが．

Ｄｒ：毎日は無理として，週のどこかもう１日でも時間をつくれませんか？［自己決定の促し］

母親：週にもう１回ぐらいなら何とか時間をつくります……　水曜なら何とかなるので……　「絶対毎日」では無理だけど，もう１日プラスなら……

Ｄｒ：できそうですか？

母親：できそうです．「やろう」という気になりました．［スモールステップ，自己効力感］

Ｄｒ：まだまだ仕上げみがきが必要な年齢ですし，お子さんの健康を守るのは，私も含めて３人４脚ですから（笑）．［共感的励まし］
　　さあ，お母さんは頑張って仕上げみがきを週２回してくれるって！　Ｈチャン，朝の歯みがきはどうする……？

3 事例の分析と課題

「患者がどれだけ納得感をもつか」が重要と考える．インフォームド・コンセントを得るための「説明」も，ヘルス・ビリーフ・モデルを使えば，医療者自身が考える過程においてより納得感がある．また，患者の「同意」においても，「自分の判断」という要素があれば「自己決定した」という思いで，より強固な「納得」が得られているはずである．インフォームド・コンセントの質を行動科学で高めることにより，真のインフォームド・チョイス（説明と選択）になるといえよう．

一方的な説明だけでは，コミュニケーション不全が生じ，前医のように不信が生まれる．そこで，十分な説明とそれに基づく同意が必要となるが，自己決定・自己選択は自分の価値観という基準をもとにしているので，より信頼につながるコミュニケーションといえよう．

---本事例から学ぶこと---

原則
- 患者の話を受け止める：患者の心を開くには，まず患者の言葉の肯定的な受け止めからはじまる．
- 患者が考える：TWO WAY（双方向）コミュニケーションで患者の本当の期待や価値観を掘り下げ，患者自身が医療者の期待と刷り合わせる．
- 患者が決める：医療者は情報提供や自己決定の支援で患者をサポートすることで，医療者の考えや方法を刷り合わせた結果，納得感が得られ，相互参加の信頼関係が生まれる．

避けるべきこと
- 強引に患者のブロッキング（閉ざされている心）をはずそうとすること．
- ONE WAY（一方向）コミュニケーション：医学的判断だけをもとに最善の医療として一方的に伝えたり，聴きたいことだけを質問したりしない．
- 医学的判断の押しつけ：医療者は，医学的見地からベストな選択をしたいが，患者にとって必ずしもそうではない場合が多く，結果的にできなかったり，納得感が得られなかったりする．

技法
- 患者の期待や価値観を聴き出すカウンセリング．
- 患者の声に耳を傾ける「傾聴」と，心を開いた後に患者の心をより掘り下げていく「積極的傾聴」．
- ヘルス・ビリーフ・モデルによるコミュニケーション．
- 「これならできる」と納得できる自己決定の支援と自己効力感を高める説明．

事例 2

子どものう蝕が心配で！不安で！仕方がない親へのアプローチ

津田　真
三重県松阪市開業：つだ歯科・NPO法人関西ウェルビーイングクラブ

はじめに
―不安と安心の関係と母子関係

「不安」とは気持ちの見通しが立たない状態をいい，「安心」と表裏一体に存在している．不安の原因には，準備性（誰もがもっている特性），不確実性（つぎに何が起こるかわからない経験や周囲の不安の投影），生物学的特性（生来の神経症傾向や心理的特性）があり，その原因を明らかにすることが重要である[2-4]．

歯科治療の際の不安の軽減には，歯科医師が段階的に進めていく治療のステップを，患者本人が知ることが重要である．その段階ごとの理解が，患者本人の対処能力を高め，自身の心理に対処できるようになる．とりわけ，不安の発生源をていねいに見つけていく面接の場面では，患者と医療者が互いに共有する空気のなかで，不安から安心（心理的安定）への道筋を見つけ出していける可能性が高い[4]．

口腔疾患の「見える」「感じる」「わかる」「改善できる」という特徴から，不安をもつ患者には，その特性を逆に活かした臨床での保健指導のあり方を追求する必要があると考えられる．不安をもつ患者との面接の場面で気をつけることは，深刻な場面での難しい会話に終始しないことである．むしろ，コミュニケーションにより患者や家族がどれだけ明るくなっていくのかが重要で，ポジティブなコミュニケーション力とその技法にいっそう注目すべきであろう[4]．

Symonds PMは，親の養育態度を支配的，保護的，服従的，拒否的という分類に加え，保護―拒否，支配―服従，という2つの次元を設定し，構いすぎ型，甘やかし型，無視型，残忍型の4つに分けている[5,6]が，ここでは，甘やかし型にある母子の関係性と歯科保健行動の改善事例を紹介する．子育ての責任を担うことが子どもへの愛情であるとの信念をもつ母親が，地域との閉塞状態に陥るなかで，子どものう蝕を通した歯科受診を通じて，母子関係や歯科保健の捉え方を修復していく．

1　初診時の状態とその後の経過

◎患者情報

1．氏名（仮名）
・母親：M.Y.　・子ども：Y.Y.

2．初診時年齢
・母親：29歳　・子ども：2歳3か月

3．家族構成
・夫と妻，子ども1人の3人家族．
・近隣に夫の実家があり，舅・姑が住んでいる．

4．生活習慣
・専業主婦．午前は家庭で過ごし，午後から夫の実家に母子ともに行くことが日課．
・近隣に同年代の子どもの遊び仲間がおらず，ときどき子育て支援センターを利用．
・う蝕予防には，規則正しいおやつの時間と歯みがき習慣が大切と認識し，実践している．
・フッ化物応用についての考えや知識はない．
・帰宅が遅い夫に合わせるため，子どもの就寝時間の延長と起床時間の遅滞が見られる．

子どもの歯にむし歯ができている！

2007年4月に，「子どもの歯にむし歯がある」ということで来院．歯科受診は初めてなのに，子どもは目を閉じて泣き，母親にしがみつき，入室への抵抗を強く示していた．母親は子どものなすがままに任せる様子であった．

第4章　心配性の親とどうかかわる？

表1　傾聴から浮かんだ患者の状況，そこから導き出された宿題（スモールステップ），結果としての行動変容．

	傾聴から浮かんだ状況	宿題（スモールステップ）	行動変容
母親の背景	子どもの頃より，両親から厳しく規則正しい歯みがきとおやつの摂取のしつけをされて育った．		→定期健診への約束を行った．
母親の信念	子どもが3歳になるまでは，自分の手で子育てを行いたい．	→母子関係の整理	→卒乳できた．
環境	近隣の子どもは保育園に行っており，同年代の子どもとの交流がない．夫の実家に近く，姑に乞われるまま，毎日子どもを連れて，実家を訪問している．	→子育て支援センターの利用	→子育て支援センターの利用回数を増やす．
不安	実家に行くと姑は，常時おやつとジュースを子どもに与える．母親は時間を決めておやつを与えたいと進言するが，姑は意に介さない．う蝕予防をしたい母親には，姑の行動に内心イライラし，鬱積する．家に帰ると，子どもに八つ当たりするようになった．	→う蝕予防に対する知識化 →姑との関係	→フッ化物の利用，歯みがき方法の修正． →意見交換して，訪問時間とおやつの制限で合意．
心情	子どもに当たってしまい，自己嫌悪に陥っている．	→心情の整理	→落ちついて子育てを振り返る．

う蝕の状況を確認するための問診にて，子どもの生活に支障はなく，緊急性は低いと判断．母子関係の観察の結果，何回かの来院の中で徐々に慣れてもらい対応することを提案し，同意を得た．

傾聴からわかった状況からの不安と気持ちの整理を確認する目的の再来院（スモールステップ＝宿題）

何回かの傾聴を通じて，母親が落ち着いて語る内容に解決の手がかりを感じた．母親自身がその整理を行うためには時間が必要と判断し，毎回小さな宿題を提案して，その進捗状況を見て，目標の加減や別の取り組みへの提案を行った（家庭での歯科保健の知識の整理など）．母子関係の再構築のために抑制下での診査を促した結果，Dの咬合面に小さいC₂がみられた．母親は，不安の一端であったう蝕の存在を歯科の専門家が確定したことに喜んでいた．子どもは，診査後ケロッとし泣くこともなかった（表1）．

2　具体的場面

―初診時―

Ｄｒ：痛みへの不安はないようですが，気がかりなことは何でしょうか．

母親：仕上げみがきは毎日行い，食後は必ずうがいをさせています．でもむし歯があるんです！

Ｄｒ：どうしてむし歯になったか，わかりますか？

母親：その原因は甘いもののとりすぎと思います．でも私ではなくて，夫の実家の祖父母が，いつも与えるのです．それもずっと！

Ｄｒ：よく実家に行くのですか？

母親：毎日行かなくてはならなくなったのです．

Ｄｒ：実家との関係に，どんな気持ちをおもちですか？

母親：子どもと公園に行くと，その隣が実家なので，どうしても寄らないといけないし，寄ると母（姑）が際限なくおやつを与えるんです．でも「与えないで」となかなかいい出せず，気持ちがクシャクシャになります．

Ｄｒ：次回までに，生活に別のリズムを組み合わせることができるか，考えてみませんか？

―後日―

Ｄｒ：家ではどんな風になってきましたか？

母親：少しずつ，母（姑）に自分の気持ちを話せるようになりました．でもやっぱりねー．

Ｄｒ：でもやっぱりとは？［積極的傾聴］

母親：「ほしがるのだから，あげないわけにはいかない」といわれると，それ以上はいえません．家に帰ってから，子どもがもらったおやつをたくさん食

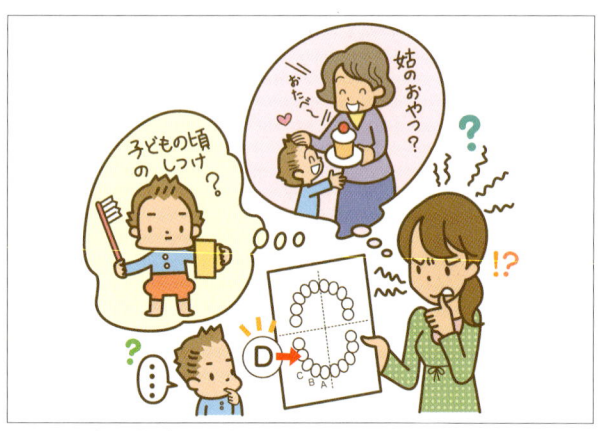

図5 母親の気持ち．本人がもっている子どものときからしつけられたものの影響，子育て中の隣近所からの，姑からの，夫からの，それらを含んだ環境からの孤立感・隔絶感，子どもの庇護的子育ての中から発見したう蝕……　これらの心情が重なって，子どものう蝕が，母親には許しがたいマイナスのできごと・変化となり，整理のつかない不安とイライラを招いていたと考えられる．

　　　　べていたのを思い出すとムシャクシャして，イライラして，ダンボール箱を蹴とばしたり，ささいなことでも子どもに激しい口調で怒鳴ってしまいます……　そんな自分がイヤになります．
　　　　　　　　　　　　　　　　　　　［直面化］
Ｄｒ：実家以外に近所のお子さんとの遊びとかは？
母親：遊ばせたいのですが，近所の子はみんな保育園に行っていません．
Ｄｒ：卒乳はまだのようですが，何かご都合でも？
母親：3歳までは，自分で子育てをしようと考えています．子どもがほしがるので無理にやめることはないと思っています．それと同じで，保育園にも入れずに子育てをしています．
Ｄｒ：3歳まではご自分で子育てしようとしているのですね．
　　　ほかに何かお子さんとの時間の過ごし方で工夫されていることはありますか？
母親：ときどき子育て支援センターに行っています．
Ｄｒ：どのような気持ちになりますか？［積極的傾聴］
母親：とても開放された気分になります．［直面化］
―後日―
　「自分で子育てをしたい」という点が自己決定の部分であり，分岐点になる．母親は，現在のう蝕の進行を気にしており，加療にてその部分が払拭される

と，つぎは，「歯科保健の知識をもつ」「生活リズムの組み立てを考える」の2点に焦点をあてることで整理がつくと判断した．次回来院時には，「抑制下であるが短時間の治療ですむ」ことを伝え，歯科治療を行う約束をし，帰宅してもらった．
―後日―
　治療は短時間で終了．母親は何度も子どもを褒め，いたわっていた．母子の関係づくりや，その中で関連する歯科保健の知識や行動の整理を提案した．

ようやく見えた安心への兆し

　Bandura A は，行動の前にある要因を，ある物ごとに対して自分ができるかどうかという効力に対する「効力期待」と，どのような結果が得られるかという「結果期待」とに分け，認知された効力期待がすなわち「自己効力感」であると述べている[7,8]．それはヘルス・ビリーフ・モデル（72頁参照）に示されるように，保健行動と自己効力感は深い関係にあり，その関係性において達成される．そして，行動変容の過程では，小さな課題を進めたり，後退させたりしながら何度も繰り返し，変容に至るといわれている．慢性疾患では，治療の過程や結果に対する患者の満足が得られなければ，治療やメインテナンスそのものが成り立たない側面がある．その意味で，患者の満足は，医療の最終目的のひとつであるとともに，有効な医療を実践するうえでも重要な因子となる．しかも，医療者側にもその家族にも喜びを与えることで，健康における「わかちあう価値」を喚起し，それがケアの質の向上へとつなげることになる[9]．

　また，自己の直面する事例に対して，その対処の評価を高めるものに「反応効果」と「自己効力感」がある[10]．今回の事例に対しての反応効果は「家庭内でリズムのとれた子育てができていれば，う蝕の不安は少なくできる」，自己効力感は「姑から子どもへ与える頻繁なおやつを上手に断ることができる」「子育て支援センターを活用し，実生活を穏やかにする」というようなことである．

　本事例では，母親の行動変容（自立）が必要な部分を捉え（図5），自己決定・自己判断の場面を見出す

ことによって医療者の支援が強化因子となり，生活の場での母子関係や歯科保健行動に自己効力感をもつことで，行動変容が起こることを目標にアプローチを行った．

―後日―

Ｄｒ：実家への訪問について，その後工夫は？

母親：実家の母と相談できました．家で昼食を食べさせてから昼寝の時間までに行くようにしようと思います．それなら短時間ですむから．

Ｄｒ：お子さんの遊びについては？

母親：子育て支援センターに行く回数を増やそうと思います．

Ｄｒ：むし歯予防についての工夫は？

母親：実家でおやつをもらうのも，一定の時間内ですんでいます．夜の歯みがきのときにフッ素のスプレーを使うようになり，卒乳もしました．来春には保育園に入れようと考えています．仕事にも出られるし．

Ｄｒ：ときどき定期健診でみせてくれませんか？

母親：ぜひそうしたいと思います．

3 事例の分析と課題

本事例は，う蝕予防に対する母親の気持ちが，姑との力関係の中で，う蝕が多発するとの不安が増幅し，家庭生活にもいびつな影を落としていたケースである．歯みがきやおやつをコントロールする保健行動についての知識はもっていたが，フッ化物の知識はなかった．その中で，う蝕予防への思いが実家でのおやつの与え方への不安に集中した．さらに，子どもの歯科治療に大きな不安があり，その泣き声に治療に踏み切れない部分と，反対に早く治療を終えて進行を阻止したいという，相反した気持ちをもっていた．

ヘルス・ビリーフ・モデルでは，人が健康によいとされる行動をとるようになるには，「健康について『このままではまずい』という危機感を感じること」「行動をとるプラス面がマイナス面よりも大きく感じること」という2つの条件が必要と示されている[11]．本事例では，本来の「むし歯にしたくない」という心情を医療者側に受け止められて，治療以後は定期健診に応じることを自己決定し，子育ての中で，進んで健診を受けるという意識も獲得された．結果として医療者側と相互連携し，安心して子育てできるようにかかわっていくことで変容するケースであった．患者－医療者関係とは，「単に病気を治すだけの関係では構築できず，患者もみずからの行動を組み立てなおせない」ことが理解できるであろう．

―本事例から学ぶこと―

原則
- 患者の不安は，口腔保健行動に影響する．
- 患者の訴えたいことを掘り下げ，その焦点を絞るために「積極的傾聴」をする．
- 直面化（「どうしてそう思うの？」などの質問により本人が自分の気持ちと対峙する）にて共感と合意点を見出す．
- 「傾聴」の場・時間・雰囲気の設定（スタッフが幼児の面倒をみて分離するなど，院内での環境づくり）．
- 患者満足度には，施設の美しさや設備の充実ではなく，医療者とのコミュニケーションの良し悪しが大きく影響する．結果として健康状態の改善やQOLの向上にて評価される．
- 医療者－患者の相互参加の関係構築．

避けるべきこと
- 患者の語りの場面で医療者が反応したい部分があって，すぐに話しはじめること．生活上の問題（ナラティブ）を抱えている場合はなおさら話しはじめてはいけない．
- 表面的な同意の言葉を発すること．
- 騒々しい臨床現場や隣に会話が筒抜けの場所での面接．
- 治療者の視点から対応し，即，治療に移行すること．

技法
- 「傾聴」は，患者理解や不安を解消するために医療者側が身につけなければならない技術．
- 患者を受け止め受容するためには，わずかな設問と聴くことを優先する．
- ヘルス・ビリーフ・モデルの応用として，患者の生活上の危険度を感じとる．
- 患者の自立を得るためには，自己決定の促しが必要．
- 「効力期待」，「結果期待」から「自己効力感」を促す．
- 信頼関係の構築．その中での医療者の支援が強化因子となり，行動変容を促す．

事例 3

"落ち込まないでお母さん" 親の期待した成果が得られなかったときの対応

森岡 敦
大阪市城東区開業：森岡歯科医院・NPO法人関西ウェルビーイングクラブ

はじめに

治療に対する「満足」という心理は，「期待度」と表裏一体をなしている．実際に受けた医療と事前の期待度には通常ギャップがあり，その現状を受け入れる過程で引き起こされるのが「満足」や「不満」という感情である[12]．

「不満」は，「本来あるべき期待がかなわなかったときの感情」と定義される怒りの感情に分類される．また，「期待」はその人がイメージしている医療サービスや結果の理想的な状態，過去の経験，他者からの情報による予測，「こうあってほしい」という社会的・職業的規範などに分類される[9]．期待度が高ければ高いほど，結果に対する満足度は相対的に低いレベルになり，反対に期待度が低ければ比較的容易に満足が得られるであろう．つまり，「満足度」と「期待度」のギャップを把握することができれば，患者が求めている期待に応えて，いかに満足な結果が得られるか，適切にとらえることができるのである．

期待のレベルは，本人にとっての健康に対する重要度で異なり，重要と考えられるサービスでは，「期待度」が高く「許容範囲」は狭くなる(図6)[9]．

期待と満足度の関係を歯科受診行動にあてはめると，患者の継続的な受診によって，医療者に対する期待度は上がり，治療や説明に対する評価はより厳しくなってくる．この過程において，医療者が患者の期待度の変化に気づき，より患者の求めに応じられるかが重要であり，それを逃せば，徐々に患者の満足度は低下することになる．

本事例では，定期健診に継続して来院している子どもにう蝕が認められ，落胆を表現した母親に対し，医療者がその感情を受け止め，母親の子どもの保健行動に対する認知再構成(少しのつまずきは破綻ではないと割り切る)を行ったケースを取り上げる．

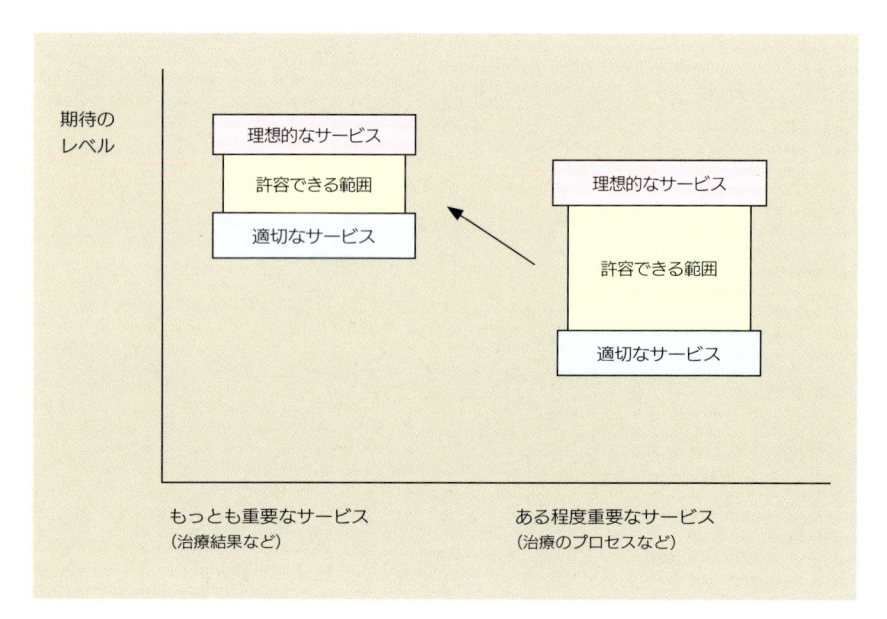

図6 保健医療サービスに対する期待と許容できる範囲(Zeuthaml V, Bitner M. 1996)[13]．患者の継続的な受診によって医療者に対する期待度は上がり(左図←右図)，その評価はより厳しくなる．この過程で期待度の変化に気づかず，患者の求めに応じられなけらば，徐々に患者の満足度は低下していく．

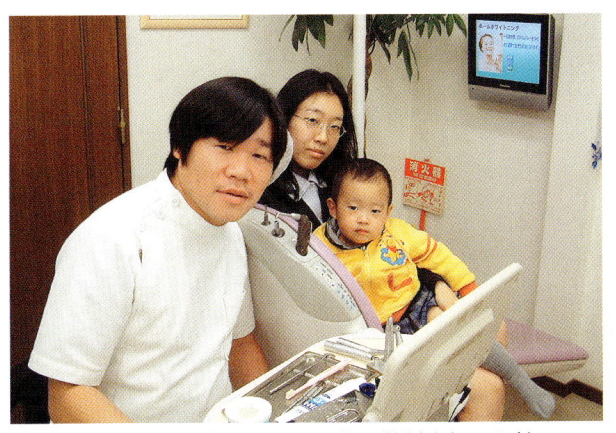

第4章　心配性の親とどうかかわる？

図7　診療室での母親とN君．母親は結婚当初，う蝕による痛みを主訴に来院．しかし，痛みがとれれば治療中断となることも多かった．それが長男（N君の兄）の出産後，子育て仲間とのつきあいの広がりから自分の口元への意識が高まり，さらに保育園での保護者からの影響もあって，子どもの口腔に対しても「真剣に予防したい」と思うようになった．

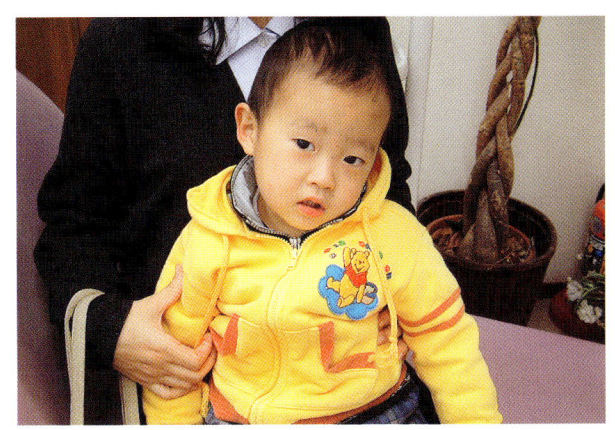

図8　N君は現在3歳．2歳年上の兄が3か月に1度健診で来院するのにあわせて，1歳11か月の頃より定期的に来院している．ただ，年齢的にも小さく，予防処置を受けるときは，どうしても泣き叫んでしまっていた．このようなとき，母親は「N君は絶対にむし歯にさせたくない」という強い期待からか，厳しく叱りつけていた．

1　初診時の状態とその後の経過

◎患者情報

1．氏名（仮名）
・N君

2．初診時年齢・性別
・1歳11か月・男性

3．家族構成・職業
・父親（土木建築業）　・母親（専業主婦）
・兄（N君より2歳年上．当院へ定期的に来院中）

4．主訴
・兄と一緒に予防をしたい．

5．口腔内状況
・$\frac{D+D}{D+D}$ 萌出．う蝕なし．

6．生活習慣
・母親は子どものう蝕予防に熱心に取り組んでいる．
・母親と兄は定期的に予防処置を受けている．
・仕上げみがきをしている．
・卒乳も終わり，離乳食のみの食生活．

口腔保健における母親の意識の変化

母親は，兄とともにN君も歯科医院でのケアの必要性を感じて来院した（図7，8）．両親が予防に熱心に取り組むようになったのは，子どもが生まれてからであった．両親は，結婚当初にう蝕による痛みを主訴として当院を受診．当時の口腔内状況は，多数歯にわたってう蝕があり，口腔清掃状態は不良であった．その後は，痛みがとれれば治療中断となることが多く，継続して治療できない状態であった．

しかし，出産，子育てをきっかけに，意識が変化していく．子育てを通じて母親仲間のつきあいが広がり，まずは自分の口元を気にするようになった．以前は，審美的に問題のある前歯でも気にすることがなかったが，「保険外診療でもいいので，見える所は白い歯を入れたい」と希望した．また，子どもの口腔に対しても，保育園の保護者らの影響から「真剣に予防したい」と思うようになったそうである．

そのような背景で，2004年に2歳年上の兄（治療目的）が来院．兄は治療終了後から定期的にフッ化物塗布と定期健診を継続しており，家庭では，仕上げみがきと食生活も気をつけるようになった．

初診時の健康教育および予防処置

・非常に熱心な母親であったので，う蝕予防の知識の提供は，確認する程度にとどめた．
・仕上げみがきのポイントを伝え実技指導を行った．
・歯間部はフロスの使用を勧めた．

- フッ化物応用はスプレータイプ(レノビーゴ®)を勧めた．
- 子どもが泣き叫ぶなか，フッ化物塗布を行った．
母親は熱心に歯科衛生士の指導を受け入れたようであったが，負担を感じたようでもあった．

母親の頑張り

その後は，母子ともに3か月に1度の定期健診を継続していた．2歳の子どもなので，予防処置を受けるときは，どうしても泣き叫んでしまう．そのようなとき，母親は厳しく叱りつけていた．医療者はとまどいながらも，母親の「予防処置を完了してほしい」という期待に応えなければならないと思い，フッ化物塗布を行っていた．

母親の不信と落胆

2007年8月(3歳1か月)の健診時に C_1 のう蝕を発見($\overline{A|A}$：隣接面う蝕．$\overline{D|D}$：咬合面う蝕)．

歯科医師が健診結果を報告したところ，母親の表情が落胆の表情に変化した．それを察して，歯科医師は「まだ初期う蝕である」と伝え，歯科衛生士に保健指導を依頼した．そのとき母親は，歯科衛生士に不信感を述べ，混乱した状態に陥ってしまった．

2 具体的場面

DH：今日むし歯が発見されたのですが，仕上げみがきのときに何か気づかれませんでしたか？
母親：気がつかなかったです(落胆した表情)．
DH：むし歯になった原因が何かわかりますか？
母親：わからない．おやつも食べさせていないし，ちゃんとしていたのに何でだろうと思う……　N君は大丈夫と思っていたのに……　お兄ちゃんにむし歯が多いから，気をつけていたのに……　ショックです(強いショックを受けている様子がありありと見える)．
DH：頑張ってこられたのに，本当に残念です．
母親：先生にいわれたとおり，むし歯にならないようにやっていたと思っていたのに……　本当にショックです．

歯科衛生士は，母親の不信と落胆した表情を感じとり，すぐに歯科医師に報告した．歯科医師は，母親の「むし歯」という「言葉」に対する過剰な反応を感じとり，安心感を与えるように努めた．

Dr：むし歯にはなりましたが，まだ小さいのでびっくりするほどではないですよ．経過観察で十分に様子をみることができます．今後の対策をしっかりと話し合いましょう．
母親：私がむし歯で苦労して，上の子もむし歯をつくってしまい，せめて下の子はと思っていました．それで，先生のいわれるとおり頑張ってきたのに……(沈黙)．
この子だけはむし歯にしたくなかったのに，私の頑張りが足りなかったのでしょうか？
Dr：そんなことはないと思います．お母さんは十分に頑張っていましたよ！　初期のむし歯で，むしろ，今日発見できてよかったと思います．健診ではきちんとチェックしますし，何かあればいつでもいってください．

そして，もう一度歯科衛生士が母親と対話をもつことになった．

DH：むし歯といわれてショックだったのですね．私もお母さんが熱心だったので，ついつい完璧なケアを指示してきたかもしれません……
それを守って実行していたのに，むし歯になったといわれ，悲しかったのですね．
母親：そうです．絶対むし歯にさせたくなかったので，敏感になっていました．それで，むし歯といわれたとき「何で！」と思ったのです．
DH：それは，そうですよね．
母親：でも，早く見つけていただいて感謝しなければいけませんね……　今後はどのようにしていけばよいのでしょうか……

DH：まだ，少し不安なのですね．先生もいわれていましたが，本当に初期の段階のむし歯で，進行していない状態です．今日はむし歯予防のフッ化物（サホライド®）を塗っておきます．そして，経過を観察しましょう．

母親：それで，大丈夫でしょうか？

DH：お母さん，100点満点をめざさなくてもよいのでは？ 80点で合格です．もうお母さんとＮ君は，十分合格ですよ！

母親：そうですか？ 本当にそうなんですね？

DH：もし，それでも心配なら，むし歯になりかけの所をフロスで清掃したらどうでしょうか．

母親：わかりました．

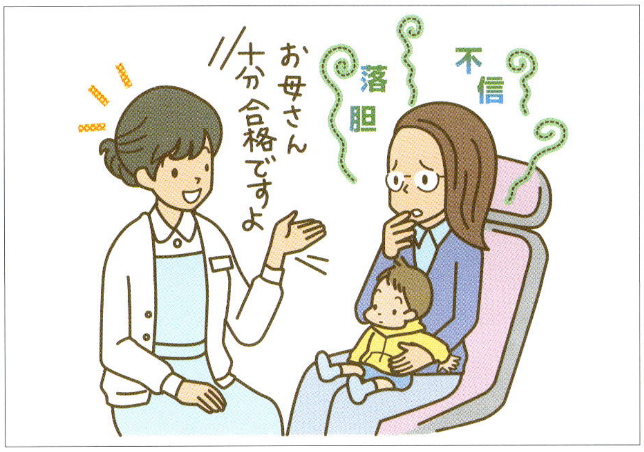

　母親は，不信と落胆の状態からやや落ち着いた状態になり，フロスの実技指導を受けた．歯科衛生士とともにもう一度，家庭でのケアを負担なくできる計画を立て，現在も継続して来院されている（図9）．

3 事例の分析と課題

　本事例は，定期健診に継続して来院している子どもにう蝕が認められ，不信と落胆を表現した母親に対してのケースである．母親の抱く期待度が高くなった要因は，医療者の一方的な保健指導にあったと思われる．医療者が理想とする口腔保健行動を，母親は素直に受け入れていた．医療者は出産以前から母親と接していて，口腔保健に対する意識が変化しているのを理解していた．その安心感から，「母親は理想的な保健指導を負担なく受け入れているのだろう」と感じていた．しかし，母親は，自分の頑張りから，ますます期待度が高まり，う蝕に対して過剰なまでの反応を示すようになっていた．その期待度の高まりが，う蝕という到底受け入れがたい結果の発生に対し，一気に不信と落胆を示すようになったのである．

　今回，医療者は患者の期待度を把握する必要があったが，初診時から１年間に数回の定期健診では，

図9　母親は，自分の頑張りから「むし歯にしない」という期待度が高まり，過剰なまでの反応を示すようになっていた．結果として，「むし歯の発生」という強い不信感を抱くに至った母親に対しては，まずはその感情を受け止め，受け入れるとともに，過剰な期待を修正し，負担なくできる計画を提案して，負担感を取り除くことに努めた．

母親の期待度の高まりを把握できていなかった．結果として不信感を抱くに至った患者に対しては，医療者はまずその感情をしっかりと受け止め，受け入れること，そして過剰な期待に対しては，思考のゆがみを修正（認知再構成）することが課題となる．

―本事例から学ぶこと―

原則
- 患者の満足度は歯科受診行動，口腔保健行動に影響する．
- 満足という心理は「期待」の裏返しであり，期待度は本人が考えるそのケアの必要性や重要度に左右される．
- 不信を抱く患者はまず受容し，患者の期待を明確にする．
- 過剰な期待を修正する（「認知再構成」）．

避けるべきこと
- 一方的なコミュニケーション．患者はこれを受け入れない．
- 医療者側の過信により，患者に「あれもしろ」「これもしろ」とプレッシャーをかけること．
- 患者の期待度が上がっているにもかかわらず，期待を裏切るワンパターンの説明は，どんなにていねいな説明でも満足を得るものではない．

技法
- 「傾聴」の技法は，患者の不安を解消するために，医療者が身につけなければならない．
- 双方向のコミュニケーションを心がける．

行動科学の目

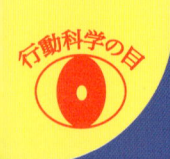

親の期待・不安への接し方・かかわり方
ヘルス・ビリーフ・モデルによるアプローチ

文元基宝
大阪市東成区開業：文元歯科医院・NPO法人関西ウェルビーイングクラブ

ヘルス・ビリーフ・モデルの歴史的背景

ヘルス・ビリーフ・モデル（health belief model，保健信念モデル）は，1950年代にHochbaum GMやRosenstock IMといった米国の社会心理学者のグループによって提唱された．このモデルは，歯科保健分野からの報告が端緒となっている．Kegeles SSは，歯科医療サービスへの探索行動についての論文を米国公衆衛生雑誌に発表し，その共同研究者であったRosenstock IMが保健信念モデルへと展開した[14]．

ヘルス・ビリーフ・モデルの特徴

Becker MHら[15]によるヘルス・ビリーフ・モデルの根幹をなす要因は，①疾病にかかる可能性の自覚，②疾病の重大さの自覚，③予防行動の利益の自覚，④予防行動に対する障害の自覚の4つである．①疾病にかかわる可能性の自覚と，②疾病の重大さの自覚を合わせて「疾病の恐ろしさの自覚」という（図10）．

畑らは，難解といわれているヘルス・ビリーフ・モデルへの理解を深めるには，合理的判断と主観性（本人にとって，どう感じられたか）の部分を指摘している．つまり，ヘルス・ビリーフ・モデルは，保健行動に関し，各個人によって合理的に行われる主観的判断の部分を取り上げたものである[8]．

このモデルの基本形は，「保健行動の有効性」と「保健行動をとることによる障害」を秤にかけ（図11），「有効性が高い」と感じられれば，その行動を起こすと判断され，また「障害が高い」と感じられれば，その行動を起こさないと判断するということにある[16]．

ヘルス・ビリーフ・モデルの基本的な考え方は単純で納得しやすいものであるが，その最終的な概念図が複雑で理解しにくいのは，3つの改定が加えられたことが大きい．この3つの改定とは，第1に予防行動を対象とするがために加えられた「疾病の恐ろしさ」の因子，第2が「行動のきっかけ」の因子，第3がすべての因子に間接的に影響を与えるとされる「変容」の因子である[8]．

ここで，臨床の場面でつぎに重要になってくるのは，「疾病の恐ろしさ」の因子である．この因子は，「**疾病にかかる可能性の自覚**」と「**疾病の重大さの自覚**」の概念に分解しており，予防行動をとる動機の強さを表している．

前述したとおり，保健行動の有効性を自覚しても，そもそも本人がその保健行動の意義を感じていなければ，その行動の有益性は何の価値もたない．たとえば，Aさんが，う蝕に罹患することが主観的に嫌なこと（疾病の重大性）でなければ，またう蝕に罹患する可能性（疾病にかかる可能性）を認知しない限り，Aさんは予防行動の有益性に価値を見出すことはない，ということである．

医療者は，臨床の健康教育の場面で，とくにつぎの4つの因子「予防行動の有効性の自覚」「予防行動に対する障害」「自分がその病気にかかりやすいか」「罹患した場合の生活上の影響をどのように認知しているか」を意識する必要がある．

医療者が患者の主観的判断をどのくらい把握できるのか，そして，患者の信念を変えることができるのかという問題は，臨床においては，医療者－患者関係，自己決定支援，認知行動療法，コミュニケーション技法にかかわることが多い．

各事例について

不信や不安をもつ親の主観を，ヘルス・ビリーフ・モデルの4因子「疾病にかかる可能性の自覚」「疾病の重大さの自覚」「予防行動の利益の自覚」「予防行動に対する障害の自覚」をもとに分析してみたいと思う．

事例1では，母親がもつ「予防行動に対する障害の自覚」は，時間の余裕がないことである．仕事と家事に忙しく，子どもの口腔保健行動が実行できていない大きな要因のひとつであろう．このケースでは，母親は，子どもの「疾病にかかる可能性」を自覚している．また，子どもがう蝕に罹患した場合，長期の通院は困難と自覚しているので，子どものう蝕が重症化する前に，早期に歯科医院を訪れている．そのような背景をもった母親が，治療終了後まもなく「受診勧奨」を受け取ったときに湧き上がってきた「不信」の感情は，容易に理解できる．そのような患者の主観的な自覚を把握せずに一方向的に保健指導（前医が提案した毎日の仕上げみがき）を行うのは，患者の口腔保健行動への負担感を，さらに高める要因になるであろう．もし医療者が，患者の心理・社会的背景にまで配慮していたならば，医療不信を防げた可能性が高い．

本事例では，医療者は患者の不信

を患者の態度から察知した．そして，カウンセリング技法を用いて患者の不信感を取り除くことに成功した．そしてヘルス・ビリーフ・モデルの核心となる「予防行動の利益の自覚」と「予防行動に対する障害の自覚」を明確にして，母親は予防行動をとる可能性が高まったのである．

事例2では，母親がもつ子どもの歯に対する不安は，「う蝕にかかる可能性の自覚」からもきているといえる．子どもの父方の祖父母が，子どもにおやつを過剰に与える行為を，母親はコントロールできない．母親自身の口腔保健行動の経験からくる「予防行動の利益の自覚」より，祖父母が子どもにおやつを与える行為「予防行動に対する障害の自覚」が大きくなっている．また，「甘やかし型」である母子関係から，子どもの歯科治療が心配で仕方がない．子どもがう蝕に罹患したことで，育児の不安が増大するほど「疾病の重大さの自覚」が高くなっている状態であった．

このような状況にある母親に対して，医療者は「傾聴」を繰り返した医療面接から，不安の発生要因を明らかにした．そうすることで，このケースの中心的課題であった祖父母の与えるおやつからくる「予防行動に対する障害の自覚」に対して，医療者と母親は課題を絞ることができた．医療者の支援により，母親は祖父母との関係をコントロールでき，う蝕予防行動への自信が高まるようにまでなった．

事例3では，母親が，歯科医師の指示どおりに予防行動を実践していたにもかかわらず，健診時に初期蝕を指摘され，落胆したケースである．その状況を推測すると，母親は，本人のう蝕の罹患により苦労した経験と，兄もう蝕に罹患させた体験からくる「疾病の重大性の自覚」「疾病にかかる可能性の自覚」が十分に認知されていた．それゆえ，医療者が指導する予防行動も積極的に受け入れ，実践していた．しかし，母親は「予防行動に対する障害の自覚」がか

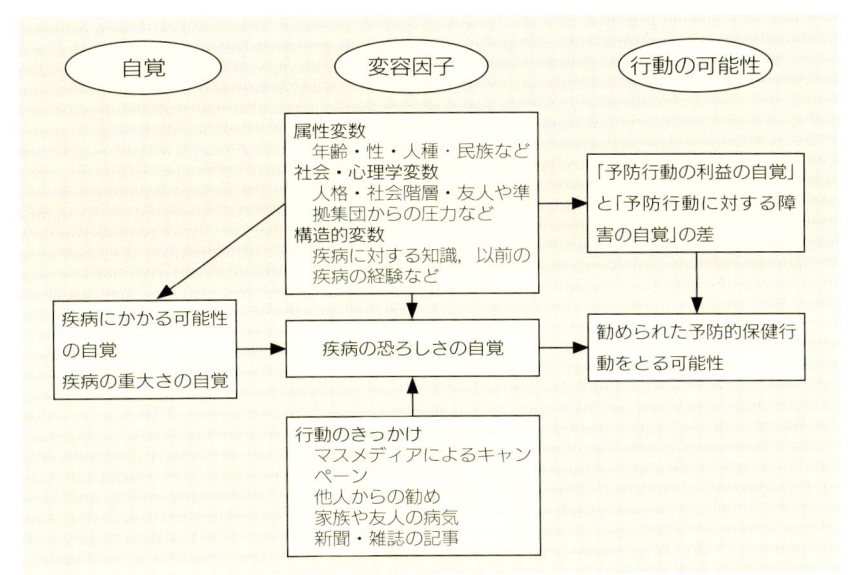

図10 ヘルス・ビリーフ・モデル（保健信念モデル，Rosenstock IM. 1974）[8]．

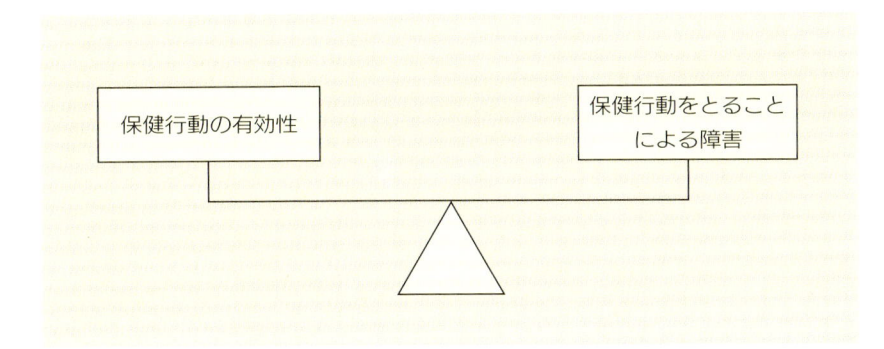

図11 主観による合理的判断．

なり高かったように思われる．「先生にいわれたとおりに頑張ってきたのに……」の言葉からもわかるように，心理的な強迫観念を抱えたまま，「予防行動の利益の自覚」と拮抗していたのではないだろうか．

そこで，「お母さん，100点満点をめざさなくてもよいのでは？ 80点で合格です……」のような医療者のアプローチが，母親の過剰な期待や思考のゆがみを修正（認知再構成）し，心理的な負担を軽減させるのに有効的であったと思われる．

まとめ

ヘルス・ビリーフ・モデルは，古典的なモデルであるが，現在でも十分に臨床の現場で応用し，効果をあ

げることができる．ヘルス・ビリーフ・モデルをはじめとする1970年代に提唱された保健行動モデルの多くは，患者の主観が行動変容を左右するもので，医学生物学的モデルだけでのアプローチでは限界があるという考え方が基盤となっている．医療者がもつ医学生物学的な情報は，患者の健康にとって非常に価値あるものであるが，患者自身が認知・自覚しないと意味を失う．

本章で紹介したヘルス・ビリーフ・モデルは，保健行動に関し，各個人によって合理的に行われる主観的判断の部分を取り上げたものである．4つの重要な概念を医療者が把握することから，患者への行動変容のアプローチははじまる．まさに「温故知新」という4字を想起させるモデルである．

参考文献

1. 深井穫博．行動科学における口腔保健の展開．保健医療科学 2003；52（1）：46-54．
2. Kent G, Croucher R. Achieving Oral Health － The Social Context of Dental Care. Oxford : Wright, 1984.（文献3より）
3. Kent G, Croucher R 著．新庄文明，山崎久美子，俣木志朗　監訳．歯科医療　人間科学へのいざない．東京：医歯薬出版，2005：44-75．
4. 深井穫博．歯科医療の質を評価する　－患者さんを知る．石川達也，高江洲義矩，中村譲治，深井穫博　編．かかりつけ歯科医のための新しいコミュニケーション技法　第1版．東京：医歯薬出版，2000：40-55．
5. Symonds PM. The psychology of parent-child relationships. New York : Appleton Century Crofts, 1939.（文献6より）
6. 小花和尚子．心の発達と心の危機．山田冨美雄　編．医療行動科学のためのミニマム・サイコロジー．京都：北大路書房，1997：118-123．
7. Bandura A. Self-efficacy mechanism in human agency. American Psychologist 1982；37：122-147．
8. 畑　栄一，土井由利子　編集．行動科学　健康づくりのための理論と応用．東京：南江堂，2003．
9. 深井穫博．質の確保と患者満足度からとらえるメインテナンス　患者満足度研究の意義．the Quintessence 2003；22（5）：36-45．
10. 前田　泉，徳田茂二．患者満足度　－コミュニケーションと受療行動のダイナミズム．東京：日本評論社，2003．
11. 松本千明．医療・保健スタッフのための健康行動理論の基礎　生活習慣病を中心に．東京：医歯薬出版，2002．
12. 深井穫博．行動科学コミュニケーションに強くなる　～なぜ患者は満足しないのか～　6．口腔保健関連QOL・患者満足度．the Quintessence 2004, ；23（6）：166-167．
13. Zeithaml VA, Bitner M. Services marketing. New York : McGraw-Hill, 1996.（文献9より）
14. 高江洲義矩，深井穫博．どうして行動科学が必要になったか．高江洲義矩　編．保健医療におけるコミュニケーション・行動科学　第1版．東京：医歯薬出版，2002：119-133．
15. Becker MH, Drachman RH, Kirscht JP. A new approach to explaining sick-role behavior in low-income populations. Am J Public Health 1974；64（3）：205-216．
16. 宗像恒次．最新　行動科学からみた健康と病気　第1版．東京：メヂカルフレンド社，1996：84-123．

第 5 章

> 面倒くさい，早く終えて

> お任せします…

無関心・無反応な親とどうかかわる？

―行動理論・モデル：「社会的認知理論（社会的学習理論）」―
―鍵概念　　　　　：「自己効力感」「モデリング」「強化」―
―技法・評価尺度　：「自己効力感を高める保健指導」「傾聴のコミュニケーション」―
　　　　　　　　　「虐待への対応」「フェイススケールを用いた小児の不安評価」

事例1："頭ごなしに叱るばかり"　子どもにすべてお任せで，口腔内状態が悪化していく場合の対応

事例2：治療への関心度が低い親へのアプローチ　―中断から学ぶ再来院時の対応

事例3："母親は否定するけれど，来院のたびに傷が増え…"　虐待が疑われる親へのアプローチ

　本章では，無関心・無反応などコミュニケーションが難しい保護者への対応について，社会的認知理論とその保健行動モデルに基づいて考える．社会的認知理論（Bandura A）は，行動変容におけるモデリング（観察学習）と自己効力感の重要性を提示した概念である．すなわち，何らかの契機で「気づき」が起こり，それがその後の行動へとつながっていく過程を，本人の結果に対する期待感とそれを成し遂げる自信という認知面から説明するものである．臨床の場面で，この患者の自信を高めるコミュニケーションによって，どこまで無関心・無反応な親の態度が変わるのかという観点から，3つの事例を紹介する．
事例1は，子どもを叱りつけるばかりで世話をしようとしない親に，まず子どもにどのようなアプローチを図ったかを6年間の経過で紹介する．**事例2**は，医療者が親に口腔保健の重要性をよく説明したにもかかわらず治療が中断し，再来院時には傾聴のコミュニケーションに留意したケースである．**事例3**は，虐待が疑われるケースで，その原因を探る過程で親の自信と医療者への信頼がどう変化したか紹介するとともに，このような「聴きにくい質問」を行うタイミングについて考える．

事例 1

"頭ごなしに叱るばかり" 子どもにすべてお任せで，口腔内状態が悪化していく場合の対応

松岡順子[1]　荒井郷子[1]　深井穫博[1)2)]
1）埼玉県三郷市開業：深井歯科医院　　2）深井保健科学研究所

はじめに

　歯科医師や歯科衛生士は，日常の診療で，子ども本人への歯みがき指導とともに，一緒に来院した母親や父親に，仕上げみがきの方法やみがき残しの見わけ方，間食の上手なとり方，フッ化物利用などの話をする機会が多い．これらの保健指導の場面で保護者の様子は，「熱心に聴こうとする」「むし歯ができて申し訳なさそうな態度」「不安な様子」「褒められてうれしそう」「いいわけに終始する」「子どもを叱りつける」など，そのときどきの症状や患児の年齢によって，いくつもの反応がみられる．しかし，このとき，その場面の患児の心理については，保護者への説明に医療者側が気をとられて，つい忘れてしまうことが多い．成人の場合，その会話の内容や表情などから，医療者側がその心理をある程度推測することや，標準化された質問紙票から不安や満足度を評価することができる．それに対して，小児の場合，質問紙や会話の分析は難しく，たとえばVenham LL は，小児の歯科治療に対する不安の測定法としてイラストを用いた評価を提案している（図1）[1]．

　本事例は，初診時4歳から10歳になるまでの6年間の経過の中で，歯科治療になかなか協力が得られず，歯みがきや間食のとり方もあまり改善されないまま，う蝕が増える一方であった患児に対して，頭ごなしに子どもを叱るだけで，口腔内状態の悪化をすべて子どものせいにしてしまっているようにみられた母親のケースである．しかし，子どもの心理を把握し，対応することで，この母親にも変化がみられた．この6年間の経過を，社会的認知理論（Bandura A）[2,3]におけるモデリングの概念や自己効力感の概念に基づいて，その対応について考える．

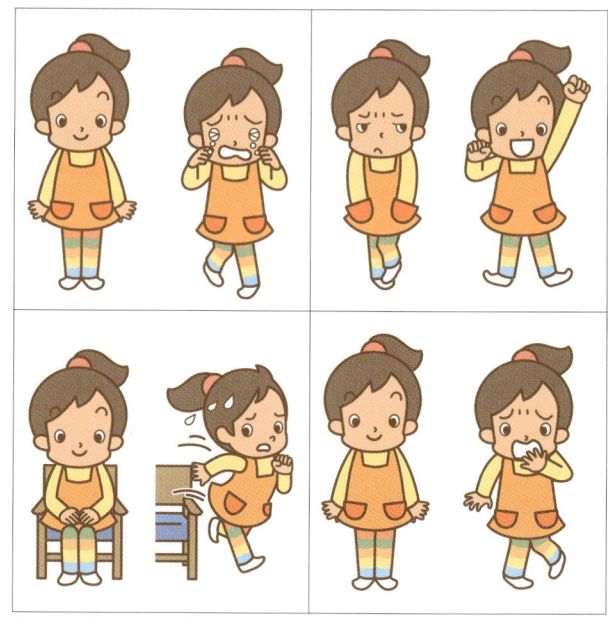

図1　Venham LL（1979）の Venham Picture Test（VPT，文献1をもとに作成）．各場面の2つの人物画のうち，どちらが自分の感情を表しているかを小児本人が選び，その結果から歯科治療に対する不安の状態を評価する．

1 初診時の状態とその後の経過

◎患者情報

1．氏名（仮名）
・Y.O.

2．初診時年齢・性別
・4歳（2001年7月）・女性

3．家族構成
・母親，祖母と同居している．
・2003年10月に弟が生まれる．

4．生活習慣
・祖母からほぼ毎日アメをもらって食べている．

5．口腔内状況
・2007年現在（10歳）：歯数 22（乳歯5，永久歯17），

dmft 5，DMFT 1．口腔清掃状態は，染め出しをすると全顎的に全面が赤く染まり，上顎前歯部より歯みがき時の出血がみられる．

歯が腫れて痛い

2001年7月（4歳7か月）に $\overline{D}$ の腫脹と疼痛を主訴に，初めて来院．診査の結果，隣接面う蝕にともなう食片圧入による腫脹であったため，軟化象牙質を除去後，グラスアイオノマーセメントによる暫間充填処置を行った．Yちゃんは，来院時から痛みがあるせいか機嫌が悪く，初めての歯科治療に対する不安もあり，大泣きして暴れるなかでの処置となった．治療終了後，フッ化物塗布を行いながら，う蝕を予防するために歯みがき指導や間食指導をYちゃんと母親に行うと，「ほら，お母さんもよくいってるでしょ．しっかり歯みがきしないとだめなのよ．よく聞きなさい」と母親がYちゃんに話しかけていた．子どもには言葉でいうだけで，母親は「歯みがきをみてあげていない」とのことであった．そこで，担当した歯科衛生士は，Yちゃんの仕上げみがきの方法やみがくときの姿勢について説明した．最後に，定期健診の受診を勧めると，「はい」との返事であった．初診時のアンケートの結果からみると，間食の頻度は「1日1回以下」という記載であったが，実際は祖母が毎日のようにアメをYちゃんに与えていることがわかってきた（図2）．その後，数回の通院で $E|E$ および $\overline{D}$ の充填処置が行われた．

その後，しばらく来院はなく，2年後の2003年9月（5歳10か月） $\overline{A}$ の動揺を主訴に来院．このとき，$E A|A B D E$，$\overline{E D E}$ にう蝕がみられ，とくに臼歯部隣接面のう蝕が進行していた．治療が不安で半泣きしているYちゃんに対して母親は，「自分でむし歯をつくっちゃったんだから，しょうがないでしょう．自分が悪いのだから」と一方的にYちゃんを責めている姿があった．母親自身，10月には第2児の出産を控えており，イライラした気分だったのかもしれない．治療は，$\underline{A|A B}$ にサホライドを塗布し，臼歯部は，軟化象牙質除去後，グラスアイオノマーセメントによる暫間充填処置まで行った．

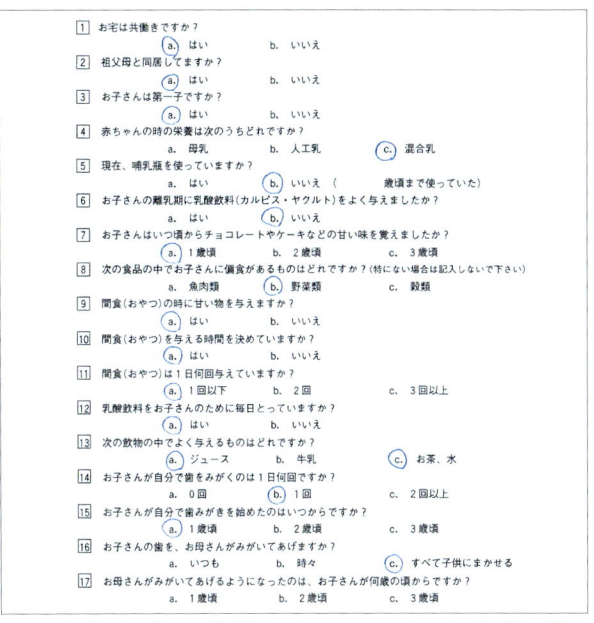

図2　初診時の「むし歯予防のためのアンケート」結果．間食の頻度に問題がみられた．

バキュームの音がこわい！

2004年4月（6歳4か月）来院時（前歯の自然脱離と臼歯の充填物破損を主訴），弟ができたYちゃんは少しお姉さんらしくなったように見えたが，その表情からまだ治療が不安そうな様子がうかがえた．そこで，歯科衛生士がYちゃんのこの日の治療に対する不安の状態を知る手がかりとして，Facial Image Scale（FIS, Buchanan Hら）[4] を用い，「今のYちゃんの気持ちって，この絵でいうとどれになるかな？」と尋ねてみた．Yちゃんは，スコア4の所を指差してくれた（図3）．そこで，ニコニコな顔の気持ちにはなれないでいる理由を聴いてみると，「この掃除機みたいなもの，音がこわいの」と初めて自分の気持ちを話した．その後，バキュームの使用には注意しながら $\overline{6}$ のシーラントと臼歯部の再充填が行われた．同年8月，小学校での「歯科健診のお知らせ」を持参して来院．$\overline{6}$ に新たにう蝕がみられた．「痛いからどうしても嫌だ」と手で口を覆い，泣いてきかなかったが，何とか充填処置を終えた．そして，今まで治療にあまり協力的でなかったYちゃんに変化がみられるようになったのは，次回来院時に $\underline{6|6}$ にシーラントの予防処置を行ってからである．

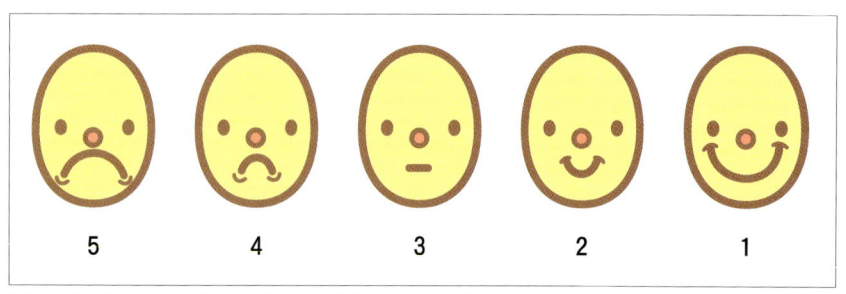

図3　Buchanan Hら（2002）のFacial Image Scale（FIS，文献4をもとに作成）．VPT（図1）に比べて簡便で短時間で評価できる．

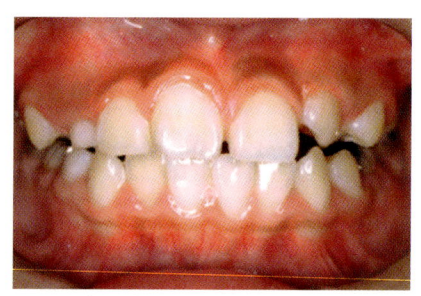

図4　定期歯科健診が定着しはじめた2007年5月の口腔内写真．口腔清掃状態にやや改善がみられる．

2　具体的場面

2004年8月，6|6にシーラントの予防処置を行ったときの，Yちゃんと歯科衛生士の会話である．

Yちゃん：ねぇねぇ，今日は何やるの？　痛い？
DH：どうかな？　あれから，この前治療した所，痛くなかった？
Yちゃん：うん．
DH：今日はね，シーラントっていって，奥歯の溝からむし歯にならないようにシールをするよ．
Yちゃん：えっ，何それ，痛いの？（泣きべそをかきはじめる）
DH：痛くないよ．ほら，Yちゃんと同じくらいの子が向こう（チェア）でやってるでしょ．見てごらん．今，シールをやってるところだよ
Yちゃん：（じっと見ている）
DH：（シーラントの道具を見せながら）今，これをやってるの．ほら，痛そうじゃないでしょ！
Yちゃん：うん．
DH：みんな頑張ってできてるから，Yちゃんも頑張ってやってみようよ．できるかな？
Yちゃん：うん．

この後，Yちゃんは，初めて泣かずにシーラントの処置をすることができた．

DH：Yちゃん，頑張った．やったねぇ！　できたねぇ！
Yちゃん：（笑顔で）うん，できた．痛くなかった！

DH：じゃあ，ごほうびにカルテに花丸を書いておくね．このつぎも上手にできたら，また花丸あげるよ．いくつたまるかな．楽しみだね！
Yちゃん：うん，楽しみ！

Yちゃんから治療に協力を得られるようになったきっかけは，このときシーラントの処置を泣かずに上手に受けられたことであった．この経験が，治療に対するYちゃんの自信につながったこともあるだろうが，4歳であった初診の頃とは違い，Yちゃん本人自身の成長もかかわっていると考えられた．

今日も上手にやりたい

2004年9月来院時（6歳9か月），もうすぐ1歳になる弟も歯が萌えてきたということで，一緒に受診するようになった．Yちゃんはこの頃から，

Yちゃん：この前上手にできたから，今日も上手にやる！

と話すようになってきた．その後，2006年6月（7歳7か月）来院時には，これまでう蝕ができたのも，みがき残しがあるのも「全部子ども本人のせい」と話していた母親にも変化がみられてきた．弟の受診時の態度は，姉とはまったく異なり，きわめて協力的で，つぎのような話を聞けるようになった．

母親：この頃，アメを祖母がすぐあげてしまうので，「あげないでください」っていってるんです．息子のほうは，娘とは違って歯みがきが大好きで！

歯の健診で息子をみてもらっているうちに，むし歯は本当に予防できることがわかってきました．

初めて「健診」を主訴に来院

2007年2月（9歳3か月），これまでは何か症状があるときの来院であったが，初めて「健診」を主訴に来院．とくに問題がなかったので，口腔清掃状態やフッ化物塗布，予防処置を行った．歯科衛生士が歯みがきの状態をチェックすると，前歯部が全面的に染め出され，出血があった．母親から「ほら，しっかりみがいてないからでしょ！」とまたしても叱声が聞かれるが，Yちゃん自身，そして母親のいい方にも少しずつ変化がみられるようになっていた．

2007年5月の来院時には，口腔清掃状態に改善がみられた（図4）．また，2008年2月（10歳3か月）の来院時に，最近，祖母が亡くなったという話が母親からあった．

3 事例の分析と課題

3歳や4歳であっても，治療を上手に受けられることが多いが，本事例のようになかなか治療に慣れず，協力が得られない場合がある．そのひとつの原因に，治療に対する不安が考えられる．小児の不安の状態を客観的に捉えることは難しい．とくに，発達段階にある乳幼児は，自分の気持ちをうまく言葉では表わせない．そこで，表情や行動を観察して不安な気持ちを読みとろうとしたり，直接面接や質問紙法により本人に聴いたりする方法など，さまざまな方法が試みられてきている．たとえば，Buchanan HらのFacial Image Scale（FIS）[4]やVenham LLのVenham Picture Test（VPT）[1]のような，顔の表情の変化を絵で表わし，スコア化を試みるフェイススケール（face scale）がある．本事例では，FISを応用してYちゃんの不安な気持ちを知ることで，具体的に何に対して不安なのかを知るきっかけが得られ，その後の対応に役立てることができた．

また，小児の発達には個人差があり，治療に対する協力が得られる契機は，個人によって異なる．本事例では，6歳になって「同じくらいの年齢の子ができているのだから，治療に対して"自分もできるかもしれない"と考え，"やってみよう"と思った」「やってみたら"上手にできた"」「できたら褒められて，花丸をもらえた．"また花丸をもらえるように頑張ろう"と思った」「それが，"今度は歯みがきを頑張ろう"という気持ちになった」というように変化していった．その過程は，モデリングや強化の概念と一致するものである．

一方，子どもの変化は，保護者も見ている．本事例の場合，子どもの治療に対する態度の変化に気づき，しかも弟の「おりこうな態度」は，母親の自信を深める結果をもたらしたと考えられる．すなわち，幼児の保健指導の場面で，保護者の自己効力感を高めるためには，育児に対するコントロール感が重要である．振り返ってみて，祖母の死去を知らせる母親の表情から推測すると，「頭ごなしに叱りつける」母親の態度は，この育児に対する不十分なコントロール感を反映していたのではないかと考えられる．

―本事例から学ぶこと―

原則
- 小児の発達段階には個人差がみられる．
- 患児の態度や不安を適切に判断し，その変化の兆しを見落とさない．
- 保護者の子どもの歯に対する無関心な態度の原因を探る．

避けるべきこと
- 無関心な保護者を安易に非難すること．
- 患児の非協力的な態度を一方的に叱り，不安を助長すること．

技法
- 「自己効力感」を高めるコミュニケーション．
- 同年代の小児の実際の診療場面を見せることによる「モデリング」と，褒めることによる「強化」．
- フェイススケールを用いた小児の歯科治療に対する不安評価．

事例 2

治療への関心度が低い親へのアプローチ
—中断から学ぶ再来院時の対応

箱崎達司

埼玉県三郷市開業：ユアーズ歯科パークフィールドクリニック

はじめに

う蝕や歯周病に代表される歯科疾患の直接の原因は，ある種の口腔内細菌が異常に増殖することによって形成されるデンタル・プラーク（バイオフィルム）である．しかし，この口腔内細菌の定着が，母子感染によるということを認識している母親は少ない．小児う蝕の予防には，家族単位の生活習慣が関連するため，歯科医師側は家族ぐるみの口腔保健の取り組みを期待するが，その認識を得られない保護者に直面し，苦労することがある．

このような保護者の認識や考え方の背景には，子どもの育児に対する放任や極端な無関心がある考えられる．このような場合，どうすれば医療者側の対応と口腔保健に関する情報提供によって，保護者の認識や態度を変え，関心を高めることができるのかについて，本稿で考える．

この事例は，患児の口腔内環境改善の重要性を母親に伝えたが，その意識の改善が行えず苦労した経験をもとに，中断後の再来院時に，母親の考え方をよく聴く「傾聴的コミュニケーション」に留意し，情報提供としての「母子感染の説明」（図5）を行ったのを契機に，母親の態度に変化の兆しがみられたケースである．「母子感染」の保健情報が，単に母親の恐怖をあおるものであったのか，それとも自分の口腔内を見直し，その経験をもとに子どもの口腔内に対する認識が変わるような「学習」が得られたのかについて振り返る．

1 初診の状態とその後の経過

◎患者情報

1．氏名（仮名）
・A君

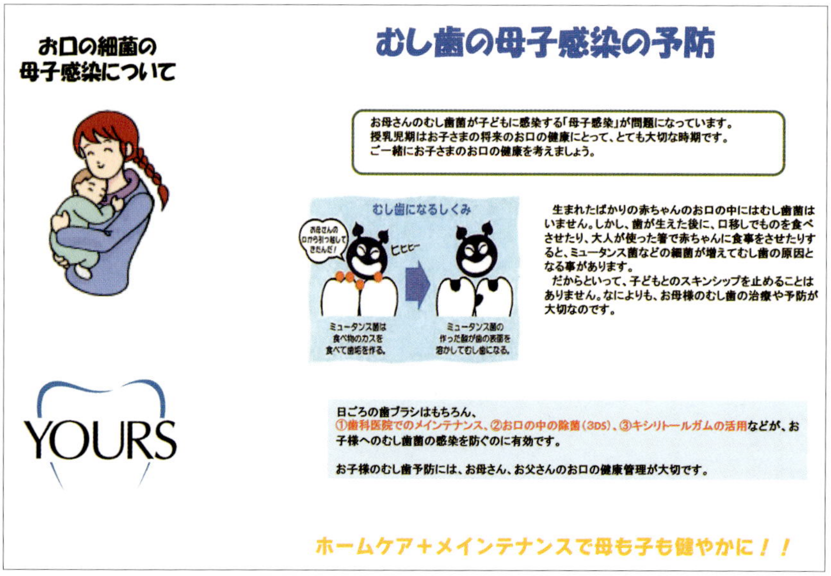

図5 う蝕や歯周病の原因となる口腔内細菌の定着が，母子感染によることを認識している母親は少ない．そのため，歯科医師側が感染予防のために，家族ぐるみの口腔保健の取り組みを期待しても，その認識が不足している母親では，うまくいかないことも多い．筆者の診療所では，「お口の細菌の母子感染について」のリーフレットを作成し，チェアサイドでの指導や持ち帰って家で読んでもらうなどで活用している．

2．初診時年齢・性別
- 5歳・男性
3．家族構成
- 父，母，子の3人家族．
4．患者病歴
- 特記事項なし．
5．生活習慣
- 両親とも喫煙習慣はない．
- 子どもの間食の頻度および内容については，とくに意識されていない．
6．口腔内状況
- 2007年11月現在：乳歯列歯数20，dmft 8．
- 口腔内清掃状態：不良．

初診時

2007年4月，幼稚園の検診で「むし歯がある」とのことで，同級生とその保護者とともに当医院を受診．来院時点からA君は落ち着きがなく，問診時のスタッフと母親との会話の際も院内を走り回り，母親もそれについて注意する様子は見られなかった．診査のためユニットに通し，A君の口腔内の確認をしようとするも，A君はユニットを倒すことを拒否．つねに落ち着きのない行動をとることで，診療に入らずにすむように抵抗しているようであった．その間，チェアサイドの母親はあきれた様子でA君を見ているものの，とくに怒ったり，いさめたりすることはなかった．初診時に急性症状を呈していなかったため，はじめの数回は来院をA君の練習に費やし，慣れたところで治療に入り処置を行った．その後，数回の治療で最初の1歯のう蝕処置は終了したが，治療後の説明ではとくに母親から質問などもなく，口腔内には無関心な様子であった．う蝕処置を数回行ったところで来院が途絶え，治療が中断された．

再初診時

2007年10月，「詰め物がとれた」とのことで再度来院．キャンセルの理由について尋ねると「来院するのがおっくうになり，自然と足が遠のいた」とのことであった．以前は歯科に慣れていたA君も，中断によりまた歯科治療に対して不安感を覚えており，再度トレーニングからの開始となった．そこで，中断の反省を踏まえ，まずは母親の訴えに耳を傾け，思いを聴き出すとともに，タイミングを見計らって「子どものう蝕の治療には母親自身もかかわりがあること」，「予防の効果が上がることで，子どもも母親もつらい思いをしなくてすむこと」などの説明と情報提供を行った．その結果，「これからは診療に通い，予防処置も受けたい」という母親の発言を得られ，そのうえで診療に入ることができた．その後，う蝕処置を終え，メインテナンスに移行し，2007年11月現在，経過観察中である．

両親の受診

A君のう蝕処置が進むと同時に，母親から「私も診てもらおうかしら」という発言があり，受診することとなった．母親の口腔内も修復物やう蝕が多く，カリエスリスクの高さがうかがわれた．そこで，毎回の来院時に「予防の大切さ」を訴えながら治療を行っている．その後，父親も治療に通うこととなり，現在，両親ともに歯科治療を継続中である．

2 具体的場面

初診時，A君の落ち着きのない行動と母親がそれを注意しない様子から，子どもに対する放任と無関心な様子がうかがえたため，診療行為は短時間で切り上げ，口頭での説明と持ち帰って読むことのできる資料をわたし，情報提供を行った．提示した情報は「むし歯は感染症であること」「家族間でミュータンス菌が感染すること」「子どもの口腔内の安定には家族の口腔内の環境改善が必要なこと」などである．説明の中で，う蝕のできる要因に家族が大きくかかわっていることを説明したが，驚いた表情など関心を示す様子はなかった．A君の口腔内に対する母親の意識は高められず，結果的にA君の治療は中断してしまい，母親の意識改革も何ら行えなかった．

中断後の再受診時には，前述の反省を活かして，母親の訴えを傾聴し，共感，反復を繰り返し，具体的な質問には「開かれた質問」をするように心がけるヘルスカウンセリングの技法を用いて，母親の行動変容に努めた．

―再初診時の母親との会話―
Ｄｒ：お母さん，Ａ君のお口の中について，何か気になることはありませんか？
母親：（表情は変化なく）むし歯があるようですが……
Ｄｒ：「むし歯があるようだ」とお気づきなんですね？ 確かにＡ君のお口の中には，むし歯があります．むし歯になってしまう理由は，ご存じですか？
母親：甘いものをとったり，歯みがきがダメだからでしょうか？
Ｄｒ：「甘いものが多く，歯みがきがダメだ」とお考えなのですね？ おっしゃるとおりです．でも，実はそれだけではないんです．「むし歯の原因となる細菌が，Ａ君のお口にすみついてしまったから」なんですよ……
母親：（少し関心を示した様子で）？？
Ｄｒ：（以後，医学的な情報の説明・提供を行う）

　さらに，口腔内写真やレントゲン写真，リーフレットなどを用いて母親の関心を高めるように努めた．また，歯科衛生士を担当制としてＡ君の緊張を解き，信頼関係を築くことで母親にも親近感を抱いてもらうことで，いろいろなお話ができるように努めた．

―Ａ君のう蝕処置来院中の母親との会話―
Ｄｒ：Ａ君もだいぶ治療に慣れてきたみたいですね．
母親：そうですね．
Ｄｒ：歯医者に来るときは，どんな様子ですか？ いやがってますか？
母親：……（首をかしげながら）まあ，前よりはいやがらなくなりました．
Ｄｒ：そうですか．Ａ君，来るのいやじゃない？（Ａ君に目をあわせる）
Ａ君：うん，いやじゃないよ．

Ｄｒ：むし歯ができてしまった所は治さないといけないですが，大切なのは「これからむし歯を増やさないようにする」ことですね！
母親：できますか？
Ｄｒ：えぇ，予防できますよ．むし歯ができないほうが，Ａ君もお母さんもいいでしょうし．前にもお話したと思いますが……（以前使用したリーフレットをもう一度見せながら説明）．
一緒に頑張りましょう！

　その後も表情や口調に大きな変化はないが，Ａ君の治療が終了し，母親自身も受診することになった．

―Ａ君の治療は終了し，母親が治療で来院中の会話―
Ｄｒ：Ａ君の最近の様子はどうですか？
母親：まぁ…… 前に比べておやつには気をつけるようにはなりました．
Ｄｒ：そうですか．それはよいことですね．お母さんは，小さい頃治療で結構苦労しましたか？
母親：はい…… 小さい頃からむし歯が多かったんです．それで，歯医者ですごく痛い思いをしたことがあって，それから歯医者は本当に苦手になってしまって…… イスに座るだけで，ドキドキ緊張します．
Ｄｒ：なるほど，気持ちはわかりますよ．僕も，ほかの医者に行って患者になると緊張しますから．もし，治療中痛かったら，がまんしないで教えてくださいね！
母親：はい，よろしくお願いします．
Ｄｒ：お母さんも頑張って治しましょう．でも，治療後でも，これまでどおりのむし歯になりやすい食生活やみがき残しがあるままでは，またほかの所にむし歯ができてしまいます．大人も子どもも，むし歯や歯周病の予防法は同じですから，「Ａ君だけ」ではなく，「お母さんやお父さんも家族みんなで一緒に気をつけるようにする」といいですよ．そんなに難しいことではないですから，できると思いますよ！
母親：そうなんですか．それなら，少し気をつけてみ

第5章　無関心・無反応な親とどうかかわる？

図6a, b　患者の口腔内への関心を高めたり，モチベーションの維持に役立てるための，情報提供資料．a：定期健診受診者と未受診者の現在歯数の違いからメインテナンスの重要性を伝えている．b：口腔内のリスクを客観的に提示し，理解していただくための唾液検査のご案内．

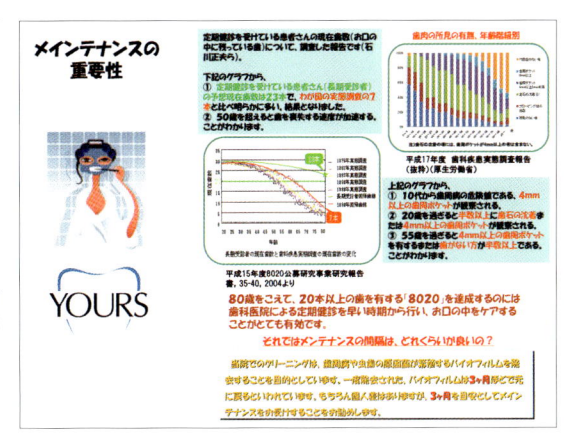

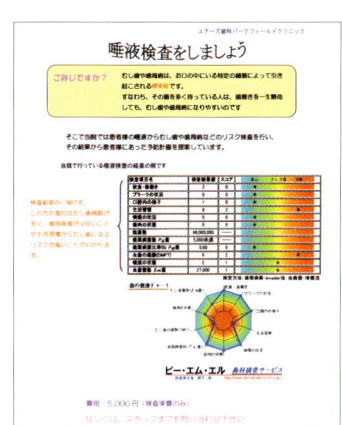

ようかしら……

現在は，両親が本人自身とA君の口腔内に関心をもち続けられるように，来院のたびに情報提供を行っている（図6a, b）．

3　事例の分析と課題

初診時の待合室で走り回る子どもの様子から，母親の養育態度が自由放任主義なのか無関心なのかを図りかね，歯科医師側がまず苦手意識をもってしまった．このような場合，歯科医師側の母親への説明に対するモチベーションが低下するためか，母親の応答や無表情な態度にどのような対応をとるべきかつかめないまま，来院の中断になった．しかも，そのとき関心を引き出すために行った「母子感染」の情報提供は，歯科医師側の一方的な説明に終始した．

この失敗を活かして，再来院時には，まず母親の考え方を聴くことに努めた．初診時には，歯科医師側からの「閉じられた質問」が多く，母親側からの質問もなかったことで，「無関心な母親」という歯科医師の判断を招いたのではないかと考えた．そこで，再来院時での傾聴の態度は，かなり意識的に行ったが，そのコミュニケーションを通じて，母親に対する自分の苦手意識が弱まっていくことに気づいた．同じ内容の情報であっても，相手の受けとり方を確認しながら情報提供することが重要であると，再認識することになった．また，母親本人の歯科治療を行うことで，母親の歯科治療に対するネガティブな経験からくる不安感が強いと，はじめて明らかになった．子どもの説明に対して母親が見せた「無表情」や「無関心な態度」は，育児に関する無関心だけでなく，実は「母親の歯科治療に対する不信感を投影したものではなかったか」と考えるようになった．

本事例を通して，無関心・無反応に見える母親を安易に否定する医療者側の陥穽に気づくとともに，保健情報の提供や説明には適切なタイミングがあるということを知った．

―本事例から学ぶこと―

原則
- ある種の保護者に対する苦手意識を，できるだけ解消する．
- 保護者とのコミュニケーションには，相手の思いや考えを聴き，尊重する「開かれた質問」を併用する．
- 患児・保護者に対する共感の姿勢．
- 保護者の自信を高めること．

避けるべきこと
- 患児との関係が構築されないまま，知識の一方的な提供を行うこと．
- 保護者の養育態度を安易に否定し，非難すること．

技法
- 患児や保護者の思いや背景に焦点を当てる「開かれた質問」と医学的な情報を確認する「閉じられた質問」との併用．
- 「傾聴」のコミュニケーション技法．
- 患児や保護者の「できそうだ」という「自己効力感」を高めるアプローチ．

事例 3

虐待が疑われる親へのアプローチ

"母親は否定するけれど，来院のたびに傷が増え…"

大野秀夫
山口県下関市開業：おおの小児矯正歯科

はじめに

臨床の場面で，患児の口腔内状況や身体的症状から，保護者自身も気がついていない生活上の問題点を，医療者側が気づくことがある．このとき，虐待の疑いなど医療者側にとっても聴きにくい質問を，どのようなタイミングで切り出したらよいか迷う場合の対応について，本事例で考える．

広範性う蝕や保護者の治療に対する消極的な態度から，安易にネグレクト型の虐待を疑い，批判的な態度で医療者が対応することは，医療者－患者関係の悪化を招くものであり，問題の解決にはならない．

本事例は，初診時から患児への虐待が疑われたため，患児へのアプローチを通して母親との信頼関係を得たことで，患児虐待の原因は患児の姉だと判明したケースである．はじめに，患児の治療に対する態度の改善を「代理強化」することで，母親の医療者に対する信頼関係の構築に努めた．家庭内にトラブルがあると考えられる場合，母子一体の対応が重要である．

1 初診時の状態とその後の経過

◎患者情報

1. 氏名(仮名)
- M.F.

2. 初診時年齢・性別
- 5歳6か月・女性(幼稚園年長)

3. 家族構成・職業
- 祖父，祖母，父，母，姉，弟の7人家族．
- 父親の職業は会社員で，心筋梗塞の既往．

4. 患者病歴
- 心臓奇形(心室中隔欠損症)．

5. 口腔保健習慣
- 歯みがき習慣：1日2回
- 歯間部清掃：習慣なし

6. 口腔内状況
- 歯数：乳歯20　・dmf 20
- 歯列咬合：反対咬合
- 口腔清掃状態：不良

7. 歯科受診経験
- 総合病院の歯科で定期管理を受けていたが，診療室で暴れるので，う蝕は放置の状態であった．

初診コーナーで大暴れ

Mちゃんは，1997年11月，D̄とD̲の疼痛，および腫張を主訴に初めて来院(図7)．待合室から初診コーナーに入るとすぐに大暴れで，手のつけようがなかった．そこで，Mちゃんのみ待合室で待たせて，付き添いの母親だけに問診をとることにした．

ホスピタリズム

問診からMちゃんは，生後から心臓奇形(心室中隔欠損症)のため総合病院小児科の入退院を繰り返していたことがわかった．Mちゃんは，ホスピタリズム(入院などによる母子分離の経験のために，医療に対する恐怖心が高まり，医院を非常にこわがったり，嫌がったりする状態)を呈していた．とにもかくにも医院が大嫌いで，乱暴に暴れる状態であった．

治療方針

初診時，骨膜炎を呈していたため，Mちゃんの心の問題は無視して，スタッフで押さえつけて応急処置をした．そのとき，顔に数箇所2～3mm程度の

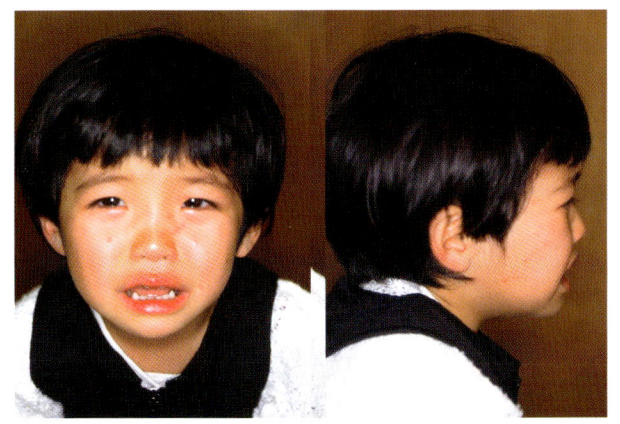

第5章 無関心・無反応な親とどうかかわる？

図7 初診時顔貌．Mちゃんの顔に数箇所傷が認められた．

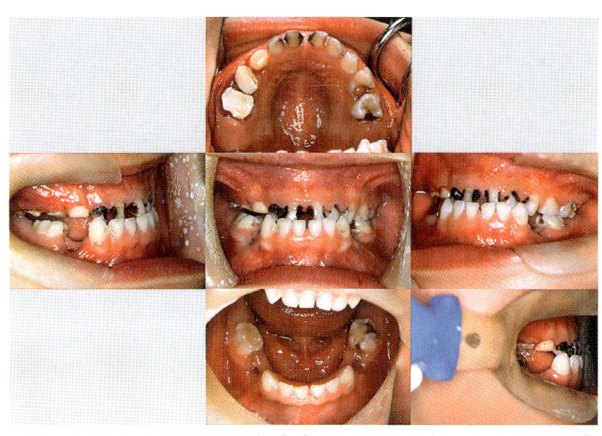

図8 初診から3回目の来院時の口腔内写真．すべての乳歯がう蝕に罹患していた．

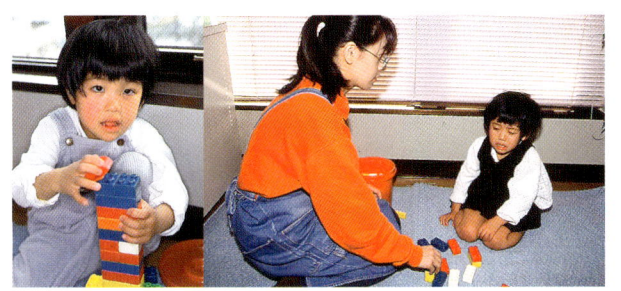

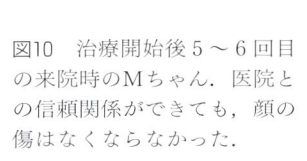

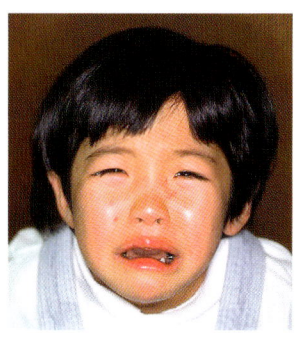

図9 Mちゃんとの心のふれあい．担当歯科衛生士は，Mちゃんと遊ぶことで，良好な人間関係の構築に努力した．

図10 治療開始後5～6回目の来院時のMちゃん．医院との信頼関係ができても，顔の傷はなくならなかった．

傷があることに気がついた（図7）．このとき歯科医師は，「遊びによる傷かな？」と思った．

多数のう蝕が認められたため（図8），Mちゃんおよび母親との信頼関係を構築しながら，治療を進めていくこととした．

患児とのふれあい

Mちゃんは，歯科治療に対する恐怖感が極端に強かったので，担当の歯科衛生士を決め，母親とは分離して，まずは治療前に，担当歯科衛生士とMちゃんとの心のふれあいを大事にし，人間関係をつくるように努力した（図9）．

治療経過

担当歯科衛生士とお話ししたり遊んだりすることで，Mちゃんに対して余計な刺激を与えないように，ゆっくりと治療を進めた．Mちゃんの歯科治療に対する恐怖感が薄らぐにつれて，母親の協力が得られるようになった．しかしながら，母親と医院との信頼関係が得られるようになっても，Mちゃんの顔の傷はなくなっていかなかった（図10）．

本格的に治療を開始して5～6回目の来院時に，母親およびMちゃんとの信頼関係ができたと考え，母親に「家庭で虐待がないかどうか」質問をした．すると，「顔の傷はよく転ぶので，遊び中にケガをしているため」という返事を受けた．しかし，その後も治療ごとに顔を観察するものの，顔の傷はなくなっていかなかった．

前回の質問後から3回目の来院時，治療前に母親から「実は，虐待はMちゃんの姉がしていました．姉はよく反省しているため，今後，虐待はないと思います」との報告を受けた．この日からMちゃんの顔の傷はなくなった（図11）．それから2～3回の来院で，う蝕治療を終了した（図12a, b）．その後，Mちゃんは，反対咬合の治療を行い，現在は，元気に定期的に来院している（図13a, b）．

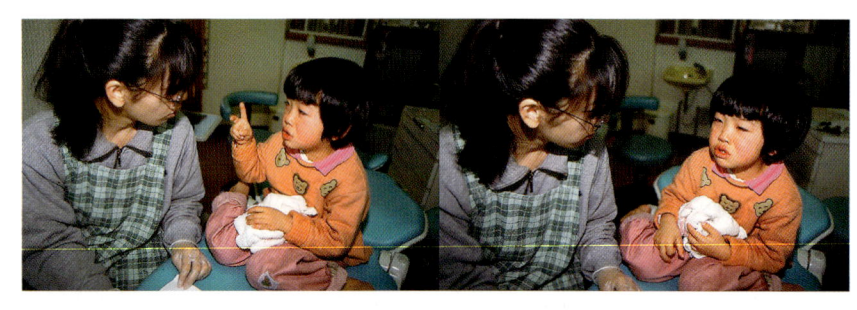

図11 虐待がなくなった頃のMちゃんと担当歯科衛生士．顔の傷は消失した．

図12a,b　う蝕治療終了後の顔貌と口腔内写真．可撤性保隙装置を装着している．

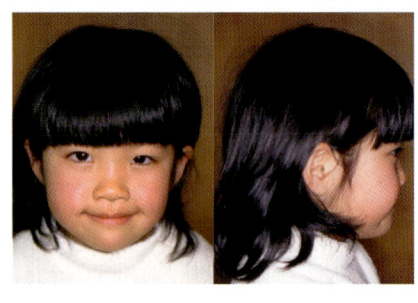

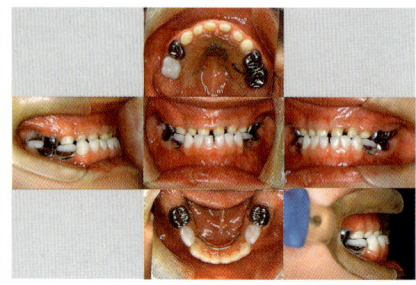

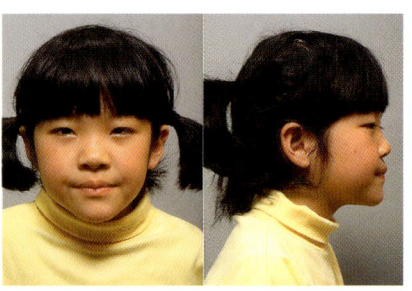

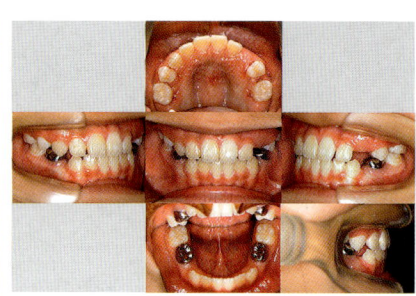

図13a,b　2001年5月の定期健診時の顔貌と口腔内写真．Mちゃんの傷はなくなり，定期的に受診している．

2 具体的場面

　来院時には，母親およびMちゃんとの人間関係を構築することに力を注いだ．来院すると，治療前に担当歯科衛生士は，トレーニングルームで一緒におもちゃで遊んだ．Mちゃんは，治療のことで非常に緊張していたが，これでリラックスしたようである（図9）．また，母親は，その光景を見ることで医院との信頼関係を自覚するようになり，歯科医師および担当歯科衛生士に協力するようになった．

―Mちゃんと担当歯科衛生士の会話―

　担当歯科衛生士は，Mちゃんのお気に入りのものを見せてもらいながらコミュニケーションをとった．

DH：こんにちは！　今日は何をもってきたの？

Mちゃん：ジャニーズの○○君の写真とバッチ．
DH：お姉さんにも見せてくれる？
Mちゃん：いいよ．
DH：○○君かっこいいね！　最近テレビにもよく出ているよね．
Mちゃん：○○君が一番好き！

―治療開始後5～6回目の来院時の母親と担当歯科衛生士の会話―

　母親と医院との信頼関係が得られたため，歯科医師は，担当歯科衛生士と打ち合わせの後，顔の傷について，母親に問診をとることにした．

DH：顔にいつも傷がありますが自傷癖がありますか？
母親：そのことは，よく近所の人に聞かれます．
　　　私が虐待しているように思われることが多く，困っています．たぶん，よく転ぶので，そのと

きの傷だと思います．

―前述の質問後，3回目の来院時の会話―

治療前，母親から担当歯科衛生士に報告があるとのこと．

母親：先日の質問のことです．実は，私の目の届かない所で，姉がこの子を虐待していました．見つけたときはビックリしました．爪をたてて，顔やからだをつねったりしていたんです．この子は，心臓が弱いので手がかかるし，また，口が達者で，姉の嫌がることをすぐにいうので……　そんなこんなで姉もいろいろとストレスがかかっていたのだと思います．

DH：お話していただいてありがとうございます．

母親：姉はよく反省していますので，これからはこのようなことはないと思います．

DH：わかりました．これまでどおり，Mちゃんには，やさしく対応します．

その後，Mちゃんの顔の傷はなくなり，母親は，以前にも増して協力的になった．

3 事例の分析と課題

本事例では，家庭内での患児への虐待が疑われたため，患児および母親に対して信頼関係を構築した後，患児に虐待していたのが患児の姉と判明し，家庭内でのトラブルを解決したケースである．

家庭内暴力など家庭内でのトラブルが考えられた場合，家庭内での事象を，想像ではなく客観的に把握する必要がある．そのためには，患児およびその保護者から正確に家庭の状況を聴き出し，まずは患児およびその保護者との信頼関係を構築することが非常に重要である．信頼関係が構築された後は，保護者に対する問診など，質問は「患児のため」であることを十分認識し理解させる．その答えに異常性があったとしても，患児および保護者に対しては，やさしく一貫性をもった態度で接しなくてはならない．

ただし，本事例では，患児および保護者との信頼関係を構築するなかで解決に至ったものの，実際に保護者自身による虐待の場合などは容易にその原因をつかめないばかりか，現実的にはそのようなケースのほうが多い．また，身体的虐待でも顔面など外見で把握できず，衣服などで隠されている場合には気づかないと考えられる．あるいは，心理的虐待や育児放棄などネグレクト型の虐待にともなう習癖や広範性う蝕が疑われる場合でも，医療者側はその原因を安易に保護者の無関心に基づくと解釈しやすい．

患児の受診態度や口腔内状況がその発達段階からみて通常と異なる場合に，保護者の態度が医療者側からの健康情報の提供や患児の受診態度の改善など代理強化による動機づけでも，保護者の関心の高まりを確認できないことがある．本事例のように慎重かつゆっくりとアプローチするなかでタイミングよく保護者に尋ねて虐待の事実を確認できればよいが，内容によっては児童相談所などへの連絡義務があるため，法律上のことはよく理解しておく必要がある．

―本事例から学ぶこと―

原則
- 過去の治療の中断理由を明らかにする．
- 「聴きにくい質問」は，医療者－患者関係が構築されていることを前提に行う．
- 保護者への対応内容が，「患児自身のため」であることを理解させる．
- 虐待があったとしても，保護者および患児に対して，つねに一貫した対応をとる．

避けるべきこと
- 保護者および患児をしかること．
- 患児の発達レベルに合わないことをいったり，指摘したりすること．
- 虐待を知って，スタッフの対応が変わること．

技法
- 患児への強化を通じた保護者への「代理強化」や患児の変化を観察することを通じた「モデリング」による，保護者との人間関係の強化．
- 医療者と患児のおしゃべりや遊びによるふれあいを通じた行動療法（リラクゼーション）による人間関係の構築．

行動科学の目

自己効力感を高める保健指導の重要性

社会的認知理論（社会的学習理論）に基づいたアプローチ

深井穫博
埼玉県三郷市開業：深井歯科医院・深井保健科学研究所

動機づけの認知論的アプローチ

「動機づけ理論」には，動機の内容と行動に至る過程を，その人の欲求（need）か情動（emotion）という心理的な要素を重視する理論と，認知過程に焦点をおくものとがある．

この動機づけの認知論的アプローチの代表的なものに，「期待－価値理論」がある．人は「実現の可能性がない」と考えていることにやる気を起こすことはまれであり，その一方で，「やればできる」と考えても，その価値を見出せなければ行動しないという傾向がある．この理論では，主観的な成功の可能性を「期待（expectancy）」，行動することの主観的な意味づけを「価値」とし，動機とは「期待」と「価値」の積で表されると考えた[5]．代表的なものに，Atkinson JW の達成動機づけ理論（theory of achievement motivation, 1964)[6,7]や Rotter JB のローカス・オブ・コントロール（locus of control, 1972)[8]，学習性無力感（learned helplessness, 1975)[9]などがある．達成動機づけ理論では，達成傾向と失敗回避傾向の2つの変数が用いられ，ローカス・オブ・コントロールでは，行動の結果を内的統制と外的統制に帰する個人の傾向が着目された．学習性無力感という概念を提唱した Seligman M と Maier S は，イヌを被験体とした実験で，どのような行動をとっても，電気ショックや騒音などの不快な刺激を回避できない状態にしばらくしておくと「何をしてもだめだ」ということを学習し，その後回避できるような条件に変えても無気力になって，適切な行動をとらなくなるという現象を見出した．Seligman M は，その後，事態を楽観的に捉え，「つぎには成功する」という期待をもつことが，人間の意欲には重要であると考えた．

モデリングと社会的学習理論

Bandura A の社会的学習理論（social learning theory）は[2,3,10,11]，これらの「期待－価値理論」を発展させたものである．Bandura A は，1960年代に大人が人形に乱暴している映像を見せた実験群の子どもが，対照群に比べて，その後明らかに攻撃的になっていたという現象から，人間のもつ観察学習の解明を行っていった．観察学習とは，モデルの行動を観察中，学習者が直接強化を受けなくても，新しい行動の獲得や，それまでの行動に変容が見られる現象をいう．これは，学習者の直接経験をともなわないことから，「代理学習」ともいわれる．後に彼は，模倣，同一視など類似の諸現象をも統一的に理解するため，モデリングという用語を用いるようになった（1971）．このモデリングの概念は，その後の認知行動療法の発展に大きく寄与した．

社会的学習理論における観察学習（モデリング）には，4つの過程があると考えられている．

①注意過程：観察によって学ぶために，モデルの行動の重要な特徴に注目し，正確に知覚し，そこから何かを認知する過程．
②保持過程：観察事象を象徴化して保持しておく過程．長期間の保持には，心像と言語の2つの表象系がはたらき，言語的符号化が必要である．
③運動再生過程：象徴的表象を行為に変換する過程．観察者は通常，自己修正的な調整を加え，徐々に行動を洗練していく．
④動機づけ過程：学習者に強化をもたらすような行動は採用され，無報酬や罰を招く行動は採用されることが少ない．この強化には代理強化や自己強化も含まれる．

自己効力感を高める保健指導の重要性

1970年代以降，Bandura A の理論は，認知的要因を重視する方向へと発展していった．1977年に発表された論文の中で，自己効力や相互決定主義などの新しい概念が提唱された（1977)[12]．自己効力（self-efficacy）とは，ある行動を起こす前にその個人が感じる「遂行可能感」であり，相互決定主義は，行動，個人，環境の3者が互いに結びつき，影響し合うという因果関係のモデルである．彼の理論によると，人間の行動を決定する要因には，①先行要因，②結果要因，③認知的要因の3つがあると考えられている．この行動変容の先行要因に2つのタイプの期待（予期機能）があり，それは効力予期（efficacy expectancy）と結果予期（outcome expectancy）である（図1)[4]．自分がある程度の効力予期をもっているかを認知したときに，その個人には自己効力があるという．この自己効力感は，行動前の変化可能な認知的変数であり，客観的に測定できる尺度がいくつか提案されている．

この個人の自己効力が変動する情報源を，Bandura A は後述の4つにまとめ，その誘導法についても記載

している(表1).
①遂行行動の達成:行動を実際に行い,成功体験をもつこと.
②代理的経験:他人の行動を観察し,「自分でもできそう」と感じること.逆に失敗を見て自信をなくすこと.
③言語的説得:自己強化や他者からの説得的な暗示.
④情動的喚起:緊張やふるえなどの生理的な反応で自信を失うことや,逆に落ち着いている自分を感じて,自信を高めること.

そして,これらの体系化された社会的学習理論を,Bandura A はその後さらに発展させ,「社会的認知理論(social cognitive theory)」として提唱するようになった(1986)[13].

ここで紹介したモデリングの概念と自己効力感は,行動変容を期待する実際の保健指導の場面でも,その評価においても,きわめて有用性が高い理論である.

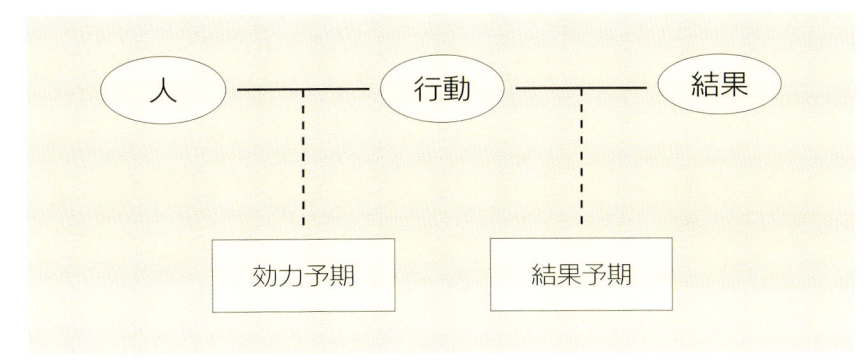

図14 結果予期と効力予期の関係(Bandura A. 1977).

表1 自己効力感修正の情報源と誘導方法(Bandura A. 1977. 文献12より引用改変).

情報源	誘導方法
遂行行動の達成	・参加モデリング ・現実脱感作療法 ・暴露法 ・自己教示による遂行
代理的経験	・ライブ・モデリング ・象徴的モデリング
言語的説得	・示唆 ・勧告 ・自己教示 ・説明的な介入
情動的喚起	・帰属の修正 ・リラクゼーション ・バイオフィードバック ・イメージ脱感作療法 ・イメージ暴露法

本章の事例における社会的認知理論の展開

本章では,無関心・無反応など,コミュニケーションが難しい親への対応について,社会的認知理論に基づいて考えた.

事例1は,子どもを叱りつけるばかりの親に対して,まず子どもにアプローチを図った6年間の経過であった.他の患児の治療場面を見せて自信をもたせるモデリングの技法とイラストを用いた患児の気持ちの評価をきっかけに,歯科衛生士とのコミュニケーションが深まった場面がみられる.そして,子どもの変化に気づいた母親がその態度を少しずつ変え,育児に対するコントロール感が変化する状況とプロセスが紹介されている.

事例2は,医療者が親に口腔保健の重要性をよく説明したにもかかわらず,治療の中断がみられ,再来院時には,傾聴のコミュニケーションに医療者側が留意したケースであり,保護者の自己効力感を高めるためには,保健情報の提供のタイミングが重要になるという考察がなされた.

事例3は,虐待の疑いがあるケースを取り上げ,その原因を探る過程の中で親の自信と医療者への信頼が高まっていくプロセスが示された.また,「聴きにくい質問」を行うタイミングと医療者の心構えについて取り上げられた.

医療者と患者のコミュニケーションの場面で,医療者側の意図が患者に伝わっていない,あるいは患者側の意図を医療者側が理解できない場合に,"無関心・無反応"と医療者側が解釈することが多い.一度この認識をもってしまうと,その認知を医療者自身が修正することは容易ではない.忘れてはならないのは,「本当に親が無関心であれば,子どもを歯科医院に連れてくることはない」ことである.

コミュニケーションには相互作用があるので,患者に対する"無関心"という認識が医療者側の"あきらめ"につながり,その態度を患者側が見抜くことで,実は患者の求めとの乖離がますます広がるという結果を招くことが多い.むしろ,患者が"医療者の説明を聞いていないようで,実はよく聞いている"ことがしばしば経験される.患者が知りたい情報は,「自分はどうなっていくのか」「自分は何をすればよいのか」といった個別的な情報であり,医療者の説明の中から,自分が求めている情報を選択しながら聞いている.この際,「自分にもできそうだ(自己効力感)」と考えたときにはじめて,質問や確認のメッセージが発せられる.この医療に対する患者の参加を図るために,質問が出やすい場と雰囲気を設定することが重要になってくる.

Bandura A の社会的認知理論は,患者の医療に対する主体性という欲求と自己解決能力の大きさを,医療者側に喚起してくれるものである.

参考文献

1. Venham LL. The effect of mother's presence on child's response to dental treatment. Journal of Dentistry for Children 1979, ; 46 : 219‑225.
2. 春木　豊　編著. 人間の行動変容　新しい学習理論とその応用. 東京：川島書店，1977.
3. Bandura A. Self‑efficacy, Toward a unifying theory of behavioral change. Psychological Review 1977；84：191‑215.
4. Buchanan H, Niven N. Validation of a Facial Image Scale to assess child dental anxiety. International Journal of Paediatric Dentistry 2002；12：47‑52.
5. 上淵　寿　編著. 動機づけ研究の最前線　第1版. 京都：北大路書房，2004.
6. Atkinson JW. An introduction to motivation. Princeton, New Jersey：Van Nostrand, 1964.(文献7より)
7. 宮本美沙子，奈須正裕. 達成動機の理論と展開　第1版. 東京：金子書房，1995.
8. Rotter JB. Generalized expectancies for internal versus external control of reinforcement. Psychological Monographs 1966；80：1‑28.
9. Seligman MEP. Helplessness：On depression, development and death. San Francisco：WH Freeman, 1975.(文献5より)
10. Glanz K, Rimer BK, Lewis FM　編. 曽根智史, 湯浅資之, 渡部　基, 鳩野洋子　訳. 健康行動と健康教育 ―理論，研究，実践. 東京：医学書院，2006.
11. Glanz K, Rimer BK, Lewis FM. Health Behavior and Health Education ‑Theory, Research and Practice, 3 rd edition. San Francisco：John Wiley & Marcus Lewis, Inc., 2002.
12. 坂野雄二，前田基成　編著. セルフ・エフィカシーの臨床心理学. 京都：北大路書房，2002.
13. Bandura A. Social cognitive theory of self‑regulation. Organizational Behavior and Human Decision Processes 1991；50：248‑287.
14. 深井穫博. 行動科学コミュニケーションに強くなる　―なぜ患者は満足しないのか　5. 行動の変容と維持. the Quintessence 2004；23(5)：182‑183.
15. Little P, Williamson I, Warner G, Moore M, Gould C, Ferrier K, Payne S. Observational study of effect of patient centeredness and positive approach on outcomes of general practice consultations. BMJ 2001；323：908‑911.
16. 深井穫博. 行動科学コミュニケーションに強くなる　―なぜ患者は満足しないのか　7. DOSとPOS. the Quintessence 2004；23(7)：198‑199.

第 6 章

> なかなか続かなくて…

セルフケアが定着しない子への対応は？

―行動理論・モデル：「段階的変化モデル（ステージモデル）」―
―鍵概念　　　　　　：「気づき」「モデリング」「自己決定」「医療者－患者関係」―
―技法・評価尺度　　：「カウンセリング技法」「コミュニケーション技法」「セルフ・モニタリング」―

事例1：子ども（小学校・低学年）の歯みがきをどう習慣づけるか　―保護者へのアプローチ

事例2：子ども（小学校・高学年）の歯みがきをどう習慣づけるか　―モデリングとセルフ・モニタリングによるアプローチ

事例3：フッ化物洗口の「関心がない」親と「続かない」子どもへのアプローチ

　本章では，「段階的変化モデル（ステージモデル，104，105頁参照）」によるアプローチで，患者が保健行動を実践し定着させるまでの段階に応じた医療者のかかわり方を学ぶ．Prochaska JOらは，その変容を1つのプロセスと捉え，変容過程を「無関心期」「関心期」「準備期」「実行期」「維持期」の5段階に分類した．患者の段階を把握することで，医療者は的を絞った効果的な指導が可能になる．

　事例1では，「仕上げみがき」が定着できずにいる子どもの保護者へアプローチし，中断と実行を繰り返しながらも定着させたプロセスを紹介する．**事例2**では，「歯みがき行動」が定着しない子ども本人へ，まず観察学習（モデリング）による気づきの促しを行い，実行期では自己観察（セルフ・モニタリング）による行動療法を展開し，歯みがき行動が維持されたケースを紹介する．**事例3**では，前半で，フッ化物洗口に不信感をもつ保護者に，患者の自己決定を重視した医療者の態度が保護者の行動変容に影響を与えたケースを紹介する．後半は，定期健診を継続していたにもかかわらずフッ化物洗口を中断した子ども本人に，フッ化物洗口維持期におけるかかわり方の重要性を指摘したケースを紹介する．

事例 1

子ども（小学校・低学年）の歯みがきをどう習慣づけるか ―保護者へのアプローチ

小石　剛
大阪府池田市開業：こいし歯科・NPO法人関西ウェルビーイングクラブ

はじめに ―仕上げみがきの意義と支援の類型化

　学童期における保健行動の獲得の有無は，生涯における健康の維持に大きく影響すると考えられる．この時期には，小児がみずからの健康を守ろうとすること，健康的な自立をめざすこと，が最大の目標となる．

　歯みがき（という保健行動）はテクニックを要するもので，小学校低学年にとっては困難である場合が多い．手指の発達は，小学校の漢字の書きとり学習において学ぶ漢字（表1）からもわかるが，指先が器用に動き，まともな歯みがきができるようになるのは，8歳頃（小学3年生）と考えられる．最低でもこの時期までは，自分みがき＋保護者による仕上げみがきが必要と筆者は考えている．

　仕上げみがきは，保護者の子どもに対する健康への関心を深めるものであり，何より子どもとの最高のスキンシップとして評価されている．仕上げみがきを通じた保護者と子どものふれあいの中から，子ども自身が健康に関しての興味が芽生え，自立心が育まれることが理想である．したがって，仕上げみがきの定着していない保護者にとって，われわれ専門家のサポートは，大きな意味がある．

　本事例では，母親が仕上げみがきを実行していない段階と，行動に移した段階に類型化して支援を行った．実行前の段階では，主に保健情報の提供を中心に伝え，保護者とともに仕上げみがきの大切さを考えた．また，行動に移した段階では，保護者の負担感を軽減する案をともに考えた．こうした「支援の類型化」によるはたらきかけによって，行動が定着したケースを紹介する．

表1　小学校で習う漢字.

小1	…	一，火，木，車　など
小2	…	楽，万，船，算　など
小3	…	医，遊，勝，歯　など

1　初診時の状態とその後の経過

◎患者情報

1．氏名（仮名）
・A君

2．初診時年齢・性別
・6歳5か月・男性（小学1年生）

3．家族構成
・祖母，祖父，父，母（昼間パート勤務），妹（3歳）の二世帯の家族．

4．主訴
・歯が痛い．

5．口腔内状況
・口腔内清掃不良で全顎的にプラークの付着とともに歯肉の腫脹も認める．主訴は $\boxed{D}$ の二次う蝕部への食片圧入による疼痛であった．
・乳白歯はすべて処置歯であり，上下顎の6歳臼歯と萌出中の前歯はそれぞれが $CO \sim C_1$ であった．
・口臭があり，母親も認め問題視している．

6．生活習慣等
・母親が午後5時頃帰宅するまでは祖父母が世話．
・歯みがきは本人のみ．仕上げみがきや歯みがきのチェックはされていない．
・フッ化物の知識は少なく，使用していない．

第6章　セルフケアが定着しない子への対応は？

初診時：「保護者の気づき」→仕上げみがきに関して「無関心期」から「関心・準備・実行期」へ

2006年4月に「子どもが痛がっているのでみてほしい」と急患で来院．自発痛はなく，本人も保護者も落ち着いている様子なので通常どおり医療面接を行い，口腔内の検査，主訴部の応急処置を行った．

母親に口腔内の状況を写真や実際に見てもらいながら説明すると，永久歯がう蝕になりそうなことにショックを受けた様子であった．乳歯のう蝕はあきらめていたとのこと．今回の結果（永久歯が初期う蝕になっていること）を知って仕上げみがきをしていなかったことを後悔しており，仕上げみがきをすることを約束された［保護者の気づき］．A君本人も「むし歯になりたくない」気持ちが強く，本人にも歯みがきとおやつの制限を指導した．

再診時：「行動の強化ができなかった」→「実行期」から「準備期」への後戻り

主訴部の疼痛はなくなり，食事状況も問題なくなった．しかし，仕上げみがきは，「3日間は行ったが，その後は忙しくてできていない」とのことだった．［行動の強化ができていない］

母親と本人に再度口腔内の状況を説明し，仕上げみがきの必要性を再認識していただいた．

「1日に1回は口の中を見る」と約束され，再度具体的な目標を決定したうえで，実行していくことになり，スモールステップで自己効力感を高めることができるようにアプローチした．［行動へのはたらきかけ］

主訴の治療はこの日で終わったが，経過をみるため，後日来院をしていただくこととなった．

1週間後の再診時：「強化」"何とか続けています"＝「実行期」

1週間後の来院時には，仕上げみがきを続けていた．ただ，仕上げみがきをA君が嫌がり，協力的でないことが問題となっていた．しかし，以前から気になっていた口臭が改善しており，うれしく思っていることが確認できた［感情の傾聴］ので，再度仕上げみがきの手技を確認したうえ，「維持期」に至るまでの定期的なサポートを行うこととなった．［ポジティブな感情による行動の強化］

1か月後：「負担感減少・強化」"できています"
3か月後："やっています"→「実行期」から「維持期」へ

父親の協力も少しずつ得られるようになり，仕上げみがきが日常的になされるようになってきた様子．口腔清掃状態もかなり改善されており，続けることに少し自信が出てきたようで，「口臭もほとんど気にならなくなり，子どもも嫌がらなくなってきました」と笑顔で話されていた．［行動に対する負担感の減少の確認．ポジティブな感情による行動の強化］

その3か月後："ちょっと最近サボっています"→「維持期」から「準備期」へドロップアウト

先日の学校の検診で「むし歯がない」といわれ，安心して最近は仕上げみがきをほとんど行わなくなってしまった．口腔内の清掃状況は良くない状態であった．母親にこれまでの仕上げみがきに対する感情を傾聴し，いまだに残る負担感を確認した．仕上げみがきを「コミュニケーション」と捉えることをアドバイスし，「お母さんのひざの上にゴロンとしてお話をする」だけでも毎日行うことを行動目標とした．［行動へのはたらきかけ］

さらに3か月後："楽しくできています"→再び「実行期」から「維持期」へ

以前と比べ仕上げみがきが楽しく続いており，母子ともに仕上げみがきを通じてのコミュニケーションを喜んでいるとのこと．今までと異なりその時間が親子の大切な時間となっており，仕上げみがきに関して時間的にも気持ちのうえでも余裕ができたようである．［感情の傾聴と行動の強化］

その後の後日談：「維持期」

その後は3か月おきの来院を続けており，仕上げみがきは，おおかた毎日行えているようである．本人による歯みがきも上達し，お菓子やジュースもみ

ずから控えるようになってきた．フッ化物もジェルタイプのものを毎日楽しんで使用しており，自分の口の状態に興味をもつようになってきているようだ．

また，父親が仕上げみがきを手伝うことが増えてくるとそのほかの子育てにも積極的に協力してくれるらしく，仕上げみがきが家族間のコミュニケーションの潤滑油になっているようである．

2 具体的場面

初診の問診時には，母親に仕上げみがきをする意思はなかった．口腔内の清掃状況と主訴部のう蝕および永久歯を含む多数の初期う蝕を見せて確認してもらい傾聴を行った．すると，過去には仕上げみがきをしたことがあったが，「子どもが嫌がって大変な思いをした」「その時間がとりにくく，できればしたくない」という感情を捉えることができた．

母親：全然みがけていないのですね．やはり仕上げみがきが必要なのでしょうか？

Ｄｒ：そうですね．年齢的にも本人だけでは上手にみがくのは難しいと思います．どうして本人だけに任せるようになったのですか？

母親：自分で歯みがきできるようになっていたと思っていました．以前仕上げみがきをしていたときは，嫌がってとても大変でしたが，最近は自分でやってくれて助かっていました．

Ｄｒ：嫌がってとても大変だったのですね．

母親：子どもの歯は「仕方がない」と思っていましたが，大人の歯までむし歯になりそうなのはショックです．

Ｄｒ：大人の歯はむし歯にしたくないのですね．これからはできそうですか？

母親：はい．できるだけやってみたいと思います．

初診時には，感情の傾聴，保健情報の提供を中心に行い，保護者に仕上げみがきの大切さに気づいてもらった．そして，当初の「無関心期」から「関心期」，そして，最後には「準備期」となり，実行に移すきっかけをつくることができた．

つぎに，しばらく仕上げみがきを実行していたが，学校検診で「むし歯がない」といわれたことをきっかけに「実行期」から「準備期」に後戻りした状態の一場面を紹介する．

ここに来て残念ながら仕上げみがきは中断してしまったが，このときこれまでの頑張りを医療者側が評価することが大切である．そして3か月間の行動に対して保護者がどのように感じていたのか，思考，感情などに焦点をあて[傾聴]，仕上げみがきの意義についてもう一度話し合うこととなった．

母親：先月学校の検診でむし歯がないといわれ安心して，実は最近ちょっとサボっています．本人だけでも上手にできていると思いますが……　いかがでしょうか？

Ｄｒ：安心されて最近はやっていないのですね．ただ，口腔内は初診時と比べると良いものの，清掃状況は良いとはいえない状態です．前回の健診時には仕上げみがきをとても頑張っていらっしゃいましたね．お母さんは仕上げみがきについて，どのように感じていましたか？

母親：やはり仕上げみがきは必要なのですね……　今回もやっぱり，子どもが嫌がったり，時間にも余裕がありませんでしたが，「むし歯ができないように」と必死で行いました．結構大変に感じていました．

Ｄｒ：A君も嫌がって，時間もあまりなく，大変に感じられていたのですか．しかし必死に頑張られていたのですね……

それでは，仕上げみがきの時間は「A君とゆっくりお話をする時間」と考えてはいかがですか？　A君にとってはお母さんを独り占めできる貴重な時間となると思います．とくに妹さんができてから，独り占めできる時間が少なくなっているのではないでしょうか？　お母さんのひざの上にゴロンとしてスキンシップをとることはきっとA君にとって心地のよい時間となると思

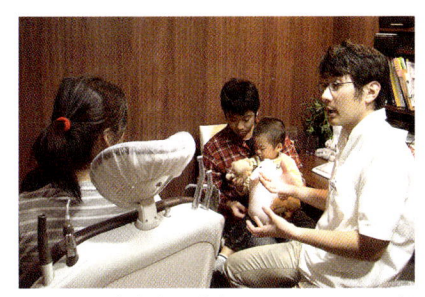

第6章 セルフケアが定着しない子への対応は？

図1 行動変容を後押しするために，保護者の思考や感情を，傾聴により積極的に捉えていく．

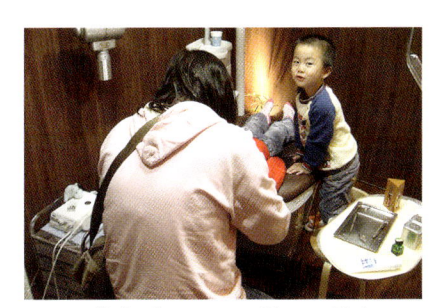

図2 仕上げみがきは親子の最良のコミュニケーションのひとつ．幼い兄弟にとってもよいモデルとなる．

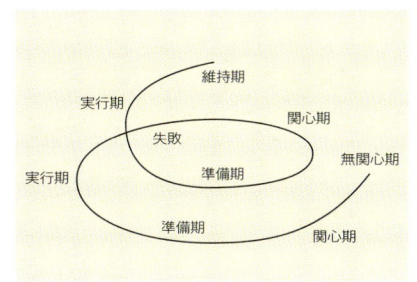

図3 汎理論的モデル－段階的変化モデルとらせんモデル（文献1より引用改変）．

　　　　いますよ！
母親：ひざの上にゴロンとして話をすることは子どもも好きなようです．それならできそうです．少しずつやってみようと思います．

　保護者の思考や感情を捉え，負担感を軽減する案をともに考え，「医療者の思い」の一方的な押しつけにならないように気をつけた．そしてより具体的な行動ができるようにアプローチした．その結果中断をくりかえしながらも行動を維持させることができたのである（図1，2）．

3 事例の分析と課題

　本事例では，保護者が仕上げみがきに関して関心のない「無関心期」や，気にはなっているが他の要因があるために行動に移せていない「関心期」である場合，まず正しい情報を提供して患者の気づきを促すという「考え方へのはたらきかけ」が必要であることを示している．その「はたらきかけ」によって保護者の意識が変化し，仕上げみがきを実行するようになり，最終的には生活習慣として持続してくこととなっていった．このように，いまだに行動に移していないがやる意欲はある「準備期」，実行していく「実行期」，行動を継続していく「維持期」には，そのときどきの感情を捉えながら「行動へのはたらきかけ」を行うことが重要となる．

　また，段階的変化モデルに基づくアプローチは大きな時間軸で捉え，行動の変容の失敗と再挑戦をくり返すことを踏まえたうえで取り組むことが大切である．段階の変化は，失敗と成功のくりかえしといえる（らせんモデル，図3）．本事例のように成功や失敗をくりかえしながら，最終的に行動の変容を達成できることが理想である．

―本事例から学ぶこと―

原則
- 対象者（来院者）が行動変容に対して，現在どの段階にいるかを明らかにし，段階にあったアプローチを行う．
- 行動変容は短期間では成しえないので，長い時間軸で捉えてサポートを行う．
- 行動の自己決定が，新しい保健行動の獲得を強化する．

避けるべきこと
- 医療者側の考えを，患児や保護者に一方的に押しつけること．
- 目標設定したことができなかった場合に，その結果を否定すること．

技法
- 「傾聴」と「対話」を大切にする．
- 「結果期待（どうなるだろうか）」と「効力期待（うまくできるだろうか）」へのはたらきかけを行い，「自己効力感（何とかできそう）」を促す．
- 自信を得るための自己決定を促す．
- 医療者－患者の相互参加の関係を構築する．

事例 2

子ども(小学校・高学年)の歯みがきをどう習慣づけるか —モデリングとセルフ・モニタリングによるアプローチ

福原早紀
大阪府吹田市開業：フクハラ歯科医院・NPO法人関西ウェルビーイングクラブ

はじめに

医療者は子どもに，自分の歯や口の健康に関心をもち，その問題を自分で考え，処理できるような態度や習慣を身につけさせることが必要である．そこで本事例では，Bandura A の社会的認知理論(第5章参照)におけるモデリングおよびセルフ・モニタリング[5]を使うことでみずからが健康の大切さに気づき，歯みがきなどの保健行動を主体的に改善していったプロセスを，段階的変化モデル(104頁参照)の5つの段階(「無関心期」「関心期」「準備期」「実行期」「維持期」)に分類して，それぞれの段階に応じて子どもにどのようにアプローチしたのかを説明する．

子どもの発達段階を考えたとき，自分の保健行動に対する「気づき」はあるが，その事実をもとに自分がどうすればいいのか判断して行動変容につなげるのが難しいようである．そこで効果的な方法として，他者の保健行動の内容と結果を観察して模倣することで適応的な行動パターンを習得し，不適応な行動パターンを消去する観察学習法のモデリングがある．表2に，モデリングの4つの過程を示す．

表2 モデリングの4つの過程.

①注意過程
　どのモデル(他者)に注意や関心を向けて観察するか，また観察するモデルのどの特徴に選択的に注目するかが，この過程である．つまり，モデリングの対象となりやすいモデル選び(観察者とモデルとの人間関係など)とモデリングされる事象の簡潔さや複雑さなども大きな影響を及ぼす．

②保持過程
　観察したモデルの行動(モデルの特徴・行動パターン・方法)を持続的にイメージし，それを言語化することで象徴化されていく．観察者は，このイメージと言語によってモデルの行動を保持する．

③運動再生過程
　モデルの行動をイメージし，言語化された内容と，自分の実際の行動との間にあるズレや不一致をフィードバックして，自分の元の行動を少しずつ修正していく過程である．

④動機づけ過程
　最終的には，実際の行動が「遂行」されなければならないが，その遂行(行動の発現)を促進する過程である．その動機づけのために，自己効力感，セルフ・モニタリングなどを用いて，行動変容へとつなげる．

1 初診時の状態とその後の経過

◎患者情報

1. 氏名(仮名)
- M.I.
2. 初診時年齢・性別
- 11歳・女性(小学5年生)
3. 家族構成
- 父，母，弟との4人家族．

4. 口腔保健習慣
- 1日の口腔清掃は朝のみ．
5. 口腔内状況
- 初診時はプラークがついており，歯肉も発赤している．治療済みの歯が多い．

TBI開始：「無関心期」 (2006年7月20日)

「6の咬合面が黒いということで初めて来院．診断の結果，初期う蝕と判断しCR充填をして治療は終了．子どもの口腔内状況を考えて，歯みがきを定着させる必要性を感じた．

第6章　セルフケアが定着しない子への対応は？

―M子との対話の要約―

比較的無口な子どもであるためか，歯みがきに対する考えを聴いてみたが，反応はなかった．そこで，歯みがきについての正しい知識や考え方を説明した．

―母親との対話の要約―

子どもに注意をするタイプではないが，自分の考えはきちんともっていた．母親は「M子にはきれいな歯でいてほしい」という思いで，う蝕とわかればすぐに治療に連れていった．それゆえ，M子がう蝕で歯が痛くなった経験をしていないことがわかった．

モデリング開始：「関心期」（2006年10月5日）

モデリングで，歯の痛みに対する不安な気持ちを少し感じ，それを歯みがきに対する動機の強化にした．歯みがきへの自信を強化することにより，目標設定ができるように手助けをした．

目標設定ができた：「準備期」（2006年10月5日）

具体的な目標を立てセルフ・モニタリングを促した．

夜，歯みがきができるようになった：「実行期」（2006年10月19日）

定期的な保健行動の確認と強化をした．

今も継続中：「維持期」（2007年9月26日）

現在行っている保健行動を確認し，保健行動の習慣化を妨げるような状況（不安材料）を引き出し，その対処法をともに考えた．

2　具体的な場面

「関心期」（2006年10月5日）

M子が関心を向けて観察するために，受け入れられそうなモデルを選ぶ必要がある．そこで，同じ年齢で歯みがきが定着していて，歯の痛みを経験したことのあるA子をモデルとして選び，モデリングを行うことにした．

> モデリングの4つの過程
> ①注意過程

―A子とDrとの対話―

Ｄｒ：以前から朝と夜にみがいていたの？
Ａ子：違う．むし歯でズキンズキンして，夜も寝れへんことがあった．だからこんなのもうイヤだと思った．
Ｄｒ：寝れへんぐらいズキンズキンしたとき，もうこんなのイヤやと思ったんやね．何で痛くなったんかな？
Ａ子：みがかずにそのまま寝ていたから，むし歯になったんとちがうかな？
Ｄｒ：夜歯をみがいていなかったので，むし歯になったと思っているんやね．そして，むし歯になって痛くなるのがイヤだから，夜もみがくようにしているんやね．
Ａ子：うん．

> ②保持過程
> A子と歯みがきの定着までのプロセスを共有した．その会話をM子が聴いている．

―M子とDrとの対話―

Ｄｒ：A子ちゃんと先生との話の中で，どんなことに気づいたかな？
Ｍ子：A子ちゃんは，夜もみがいている．
Ｄｒ：A子ちゃんは，どうして夜もみがくようにしているのかな？
Ｍ子：むし歯で痛かった．
Ｄｒ：どんなふうに痛かったんやろね？
Ｍ子：ズキンズキンして寝れなかった．
Ｄｒ：寝れへんぐらい痛かったんやね．それでどう思ったんかな？
Ｍ子：むし歯になって痛くなるのはイヤやから，夜もみがこうと思った．
Ｄｒ：A子ちゃんは痛い思いをしたので，むし歯にならないために夜もみがくようにしているということだけど，M子ちゃんは歯みがきをどのようにしているのかな？
Ｍ子：1日1回やし，夜みがいていないし……
（後悔している様子）
Ｄｒ：それでいいのかな？
Ｍ子：やっぱり，むし歯にならないために夜みがかないといけないと思う．

> M子が，モデル（A子）の行動を観察し，「気づき」を言語化する．

> ③運動再生過程
> A子の行動から自分の行動へのフィードバック．

97

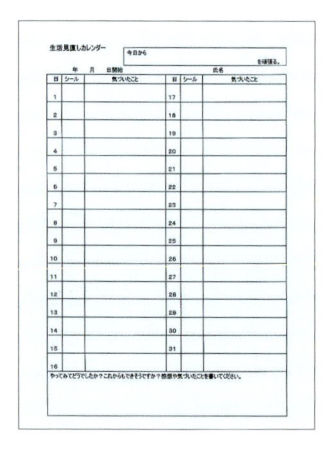

図4 生活見直しカレンダー.

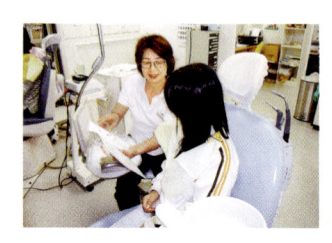

図5 M子との対話の様子.

「準備期」（2006年10月5日）

Ｄｒ：M子ちゃんも，やっぱり夜みがかないといけないと思っているんだね．だったら，いつみがく？

Ｍ子：寝る前かな．

Ｄｒ：これから寝る前なら毎日できそうかな？

Ｍ子：……（自信なさそうに首を傾ける）

Ｄｒ：自信ないの？

Ｍ子：忘れるかも？

Ｄｒ：どうしようか？（M子じっと考える）

Ｍ子：最初はお母さんにいってもらっていい？

Ｄｒ：いいよ．お母さんにも応援してもらおう!!（母親にサポートを頼む）
どれくらいできそうと思う？ 5が「一番できる」，1が「あまりできない」の5段階で何番ぐらいかな？

Ｍ子：4かな？ ［自己効力感］

Ｄｒ：いつからはじめようか？

Ｍ子：今日からはじめるわ！

Ｄｒ：今日から寝る前の歯みがき，約束ね．この生活見直しカレンダーに目標を書いて，できた日はシールを貼ってね．そして，気づいたこと，感想なども書いてね．M

④動機づけ過程
目標設定から実際の行動の遂行へ促進.

子ちゃんならできると思うよ．一緒に頑張ろうね！ ［セルフ・モニタリング，図4］

「実行期」（2006年10月19日）

Ｄｒ：どうだった？

Ｍ子：できたよ！（生活見直しカレンダーを見せながら，うれしそうに話す）

Ｄｒ：先生もうれしいよ．どんなふうに頑張ったの？聴かせて!!（はずかしそうに笑うM子）

Ｍ子：最初は忘れた．でも「これではアカン．何かいい方法はないかな」と考えて，寝る前にトイレに行くから，トイレの前のドアに歯ブラシをぶら下げたの．すると忘れなくっていいでしょう．（得意げに話す）

Ｄｒ：いい考えだね！ 朝と夜の2回みがいて，何かいいことあったかな？

Ｍ子：歯垢がとれて，ツルツルになって気持ちがいい．

Ｄｒ：そうだね．

「維持期」（2007年10月4日，図5）

Ｄｒ：歯みがきは，今どんなふうにしているの？

Ｍ子：寝る前は，歯ブラシを小さく動かしてみがき残しのないように，ていねいにみがいているよ．

Ｄｒ：1年間頑張って気づいたこと，何かあるかな？

Ｍ子：みがき残しのないようにみがくと，歯垢もとれるし，気持ちもいい．最初は歯みがきをすると血が出てきた．でも今は出なくなった．だから，歯みがきは大切だと思う．

Ｄｒ：1年間続いてきたけど，これから先，何か不安なことなどないかな？

Ｍ子：……（考えている様子）
隣のお姉ちゃん（中学生）を見ていると忙しそう．そのとき「歯みがきができそうかな？」と思う．

Ｄｒ：もし勉強が忙しくなって歯みがきに時間をかけにくくなったら，まず先生に相談をすること．ただ，1年前を思い出してみて．歯みがきを忘れないために，ドアに歯ブラシをぶら下げたじゃない!! それは先生が決めたことではなく，M子ちゃんがどのようにしたらいいのか考えて，

第6章 セルフケアが定着しない子への対応は？

決めて，そのように行動したよね．そのことが大事なんだよ．（M子はちょっと戸惑った様子）そのときは先生に相談してね．一緒に考えていこう！ わかったかな？

M子：うん，わかった．（安心した様子）

3 事例の分析と課題

本事例は，「無関心期」の子どもに対してモデリングで考え方へのアプローチをし，セルフ・モニタリングで行動へのアプローチをすることで，保健行動を主体的に改善し，定着化させていったケースである（表3）．歯みがきのことを聴いても反応のない「無関心期」においては，行動を変えるには，まず考え方にアプローチをすることが必要である．しかし，この事例のように11歳という年齢的なことを考えると，自分の考え方に落とし込むのが難しいようである．そこで，モデリングを通じて友だちの考え方や行動を知り，自分の行動と照らし合わせるなかで「やっぱり，むし歯にならないために夜もみがかないといけないと思う」という自分の考え方を引き出した．このことで自分の考え方がはっきりし，これから何をどのようにしなければならないのかがわかり，目標設定へとつながったと思われる．

「準備期」の目標設定から「実行期」「維持期」までは，行動へのアプローチ（セルフ・モニタリング）を行った．目標設定したものの，少しでも今までの生活パターンから新しいパターンに変えるのは難しいことである．そこで，目標に挑戦し達成するために，自己観察・評価するセルフ・モニタリングの方法として，生活見直しカレンダーを使った．それをつけることで，夜の歯みがきを忘れることに気づき，みずからの行動に対して，M子自身「これではアカン」と認識し，どのようにすればいいのかを考え，問題解決を図ることで，目標の達成を可能にした．これは，M子自身の自分の現在の状況を観察し，評価する能力の高さに起因するものであると考えられる．

今後は，この新しい行動パターンを維持していく

表3 5つの段階に応じた子どもへのアプローチ法．

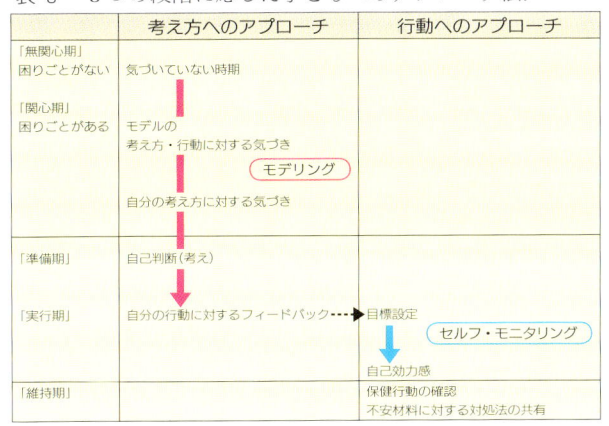

	考え方へのアプローチ	行動へのアプローチ
「無関心期」困りごとがない	気づいていない時期	
「関心期」困りごとがある	モデルの考え方・行動に対する気づき（モデリング）／自分の考え方に対する気づき	
「準備期」	自己判断（考え）	
「実行期」	自分の行動に対するフィードバック → 目標設定／自己効力感	セルフ・モニタリング
「維持期」		保健行動の確認／不安材料に対する対処法の共有

ために，現在行われている行動の確認，および生活習慣化を妨げるような状況を予測し，その対処法をともに考えていくなかで，できていることに対する自己効力感を引き出しながら，負担感を受け止め，状況に応じて歯みがきの意味づけを明確にしていくことが課題と考える．

―本事例から学ぶこと―

原則
- 「無関心期」～「関心期」は「考え方へのアプローチ」をし，目標を設定した「準備期」～「維持期」は「行動へのアプローチ」を行う．
- 行動を変えるのは子ども自身であり，医療者の役割はサポーターである．子どもが健康の大切さに気づき，保健行動を主体的に改善できるように促すこと，つまり子どもが「どうしてこうなったのか，何ができるのか」を考えて，言語化することをサポートする．
- 行動変容はそう簡単なことではないので，あきらめずに気長にサポートする．

避けるべきこと
- 医療者側が自分の考えを子どもに一方的に押しつけること．
- 目標設定したことができなかった場合に，その結果を否定すること．

技法
- 医療者には，「傾聴」の姿勢が求められる．
- 「セルフ・モニタリング」とは，自己の不適応行動をみずから観察・記録・評価することにより，目標へ向けての行動変容を図り，セルフ・コントロールをする．
- 医療者も，行動変容のプログラムを利用して行動変容にチャレンジしてみる．それにより，相手のこともよくわかり，アプローチしやすくなる．

99

事例 3

フッ化物洗口の「関心がない」親と「続かない」子どもへのアプローチ

大橋正和
奈良県生駒市開業：おおはし歯科医院・NPO法人関西ウェルビーイングクラブ

はじめに
医療者－患者関係

医療者－患者関係は，症状から見た場合，以下の3つの理論モデルとして捉えることができるといわれている[6,7]．

①能動と受動の関係（activity-passivity）
　外傷などに代表される緊急時を想定．

②指導と協力の関係（guidance-cooperation）
　患者の症状がさほど重要ではないときを想定．

③相互参加の関係（mutual-participation）
　いわゆる慢性疾患などを想定．

①〜③の関係モデルは，臨床的な症状の変化にともなって推移していくと捉えられている．とくに生活習慣病が多くを占め，臨床的なパターナリズムが受け入れられにくい現代日本では，③の相互参加関係モデルが注目されてきている．しかし，現場では①や②のモデルも相変わらず健在である．ところで，①〜③の関係モデルは，日常臨床を便宜的に分類したものであるが，すべての臨床ケースで，その関係をステレオタイプ的に医療者－患者関係モデルにあてはめることは，あまり意味がないかもしれない．目の前にいる来院者との間でどのような信頼関係を築き，対話し，双方向的に関係を結んでいくのかが，日々問われるからである．来院者のライフスタイルの微妙な変化に気づき，状況の変化（プロセス）を見守りつつ，適切な時期に問題に介入し，対話をはじめることのできる姿勢が，その基本になる．

フッ化物洗口もプロセスの一種として捉えれば，禁煙のように何回かの挫折と失敗を乗り越えて，定着・習慣化するのかもしれない．われわれ医療者は，まず患者のあるがままの生活を肯定し，長期継続管理の視点からサポートしていく役割をもち続けたい．ここでは，フッ化物洗口について，段階的変化モデルの「無関心期」にあたる親と，「実行・維持期」にある子どもの2つの具体的なケースについて述べる．

フッ化物洗口に関心がないケースの対応（無関心期）"先生！ フッ素って本当に大丈夫？"

1 初診時の状態とその後の経過

◎患者情報

1．氏名（仮名）
・B君

2．初診時年齢・性別
・5歳・男性

3．家族構成
・父，母，弟の4人家族．

4．主訴
・奥歯が黒いのでむし歯になっていないか診てもらいたい．

5．口腔内状況
・両側下顎臼歯部隣接面にC_1〜C_2のう蝕あり．
・臼歯部頬側面を中心にプラークの付着が多く，刷布指導が必要．

6．保護者の思い
・子どもが歯科医院に慣れていないので，治療ができるか心配．
・両親とも家系的にう蝕になりやすかったため，「子どもにだけは自分たちのようになってほしくない」と願っている．

7．生活習慣
・甘いもの（ハイチュウ®など）が好きで，ほしがるときは与えている．
・次男に手がかかるので，歯みがきは本人任せ．

8．歯科受診経験
・保健センターでの3歳時歯科検診とフッ化物塗布．

診断・アセスメント

　このケースでは，まず数回，患児が診療の雰囲気に慣れるような予行的診療を行った．そして状態を見計らってフッ化物（サホライド®）塗布や光重合型グラスアイオノマーセメント充填などで，う蝕の応急処置を施した．その後，応急処置が終了した段階で保護者の「う蝕予防について」の環境・信念・価値観などを把握するため，A4判用紙3枚にわたる自記式アンケートの記載を求めた．それに基づき，相談室にて，今後のう蝕予防のための具体的な相談を開始することになった．

2 具体的場面

Ｄｒ：ところでお母さん，むし歯予防に効果的なフッ素洗口はご存知ですか？
母親：いいえ．初めて聞きますが……　どんなものですか？
Ｄｒ：フッ素洗口とはですね……（以下スライドやリーフレットを用いて説明を行う）
母親：へー，そうなんですか．今までずっと，フッ素は歯医者さんや保健センターで塗るものかと思っていました．家でも使えるのですね……
Ｄｒ：はい．Ｂ君にも効果があると思いますので，ぜひ取り組まれてはいかがですか？
母親：わかりました．でも大丈夫ですかね？
Ｄｒ：といいますと？　それは安全性のことなどですか？
母親：ええ．フッ素は使いすぎると危ないって記事を見たことがあって……

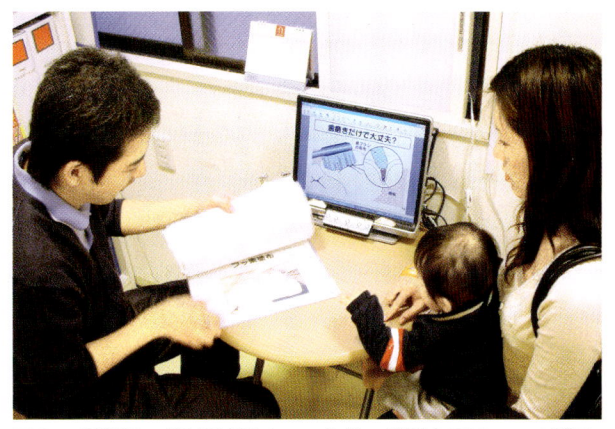

図6　相談室で歯科医師からフッ化物の説明を受けている様子．

　母親は，う蝕予防には好意的であったが，フッ化物に関しては，すでに独自の価値感を有していた．この状態では，医療者から来院者に正確な保健情報を送り届けることは難しいと判断し，まずは信頼関係が構築されることを優先的に考えた．そのために一方的な啓蒙や説得ではなく，素朴な疑問（例：「フッ素って何だろう？」）からはじまる双方向の「対話」を重要視した（図6）．このケースでは母親の「気づき」を尊重し，初回のオリエンテーションは疫学的な知見に基づいた科学的根拠のみを提示することにした．
　その後，数回の来院を経て，6か月経過した頃に洗口を開始することになった．

Ｄｒ：フッ素洗口をはじめられるのですね！
母親：ええ．ほかに来院している人に聞いても大丈夫そうでしたし，先生や受付での話で「やってみようかな」という気になりました．

3 事例の分析と課題

　このケースでは，母親がフッ化物洗口の開始理由として，「他の来院者が実際にフッ化物洗口を継続している」，「受付やチェアサイドで見たり，聞いたりした」という事項を挙げていた．環境も含めて，医療者側の「待ち」の姿勢が来院者に心理的余裕を与え，結果的に信頼関係の構築につながり，行動変容に移ったと考えられる．

フッ化物洗口が続かないケースの対応（実行・維持期）　～マンネリ脱出物語～

1　初診時の状態とその後の経過

◎患者情報

1．氏名（仮名）
- Cさん

2．初診時年齢・性別
- 5歳・女性（現在11歳）

3．口腔内状況
- 初診時には，乳臼歯部を中心に，う蝕が数多く観察され，幾度となく治療を行った．その後，予防的なフォローを行い，永久歯列はカリエスフリーに．口腔内の状態は悪くないが，頰側歯頸部を中心にプラークが付着している．

4．生活状況
- 中学受験をめざし，塾に通う忙しい日々が続く．

5．歯科受診状況
- 5歳時から6年にわたり定期健診で3か月に1回のペースで来院．
- 最近はときどきキャンセルがあるが，いまだに来院は継続．

診断・アセスメント

　Cさんは，保護者と一緒に定期健診に来院していたが，成長とともに1人で来院するようになった．その経緯の中で，受付ではフッ化物洗口の補充ボトルの購入が途絶え，小児期に習慣化されたフッ化物洗口もマンネリ化し中断している様子であった．そのことを心配した担当歯科衛生士がフッ化物洗口の継続についてチェアサイドにて直接本人に問う場面を迎えた．

2　具体的場面

DH：最近は，毎日どう？　忙しい？
Cさん：もうメッチャ大変！　塾がはじまって，家に帰るのも遅くなっている．
DH：（6年分の健診カルテをめくりながら……）そっかー．でも，ちゃんと長い間，歯医者には来てるやん？続いているのがスゴイで！
Cさん：えー，私ってスゴイの？　そうなん？（やや照れ笑い）
DH：（いよいよ本題に）ところで，Cさん．フッ素うがいは，最近どう？　やれている？
Cさん：……うーん．ボトルはあるけど，液がまだ余ってる……　面倒くさいねん．
DH：そうなんや．いつも正直にいうてくれてありがとう．でも，何で面倒くさくなったん？
Cさん：だって，あんな～，家に帰ったら，まだ学校の宿題もあるし～，風呂にも入らなアカンし，もうクタクタやねん……　ホンマに．
DH：そうか．疲れてくるとやる気もなくなるわね．でもCさん，何でむし歯がないか，理由わかる？
Cさん：わからん……
DH：実はそのひとつが，今まで頑張ってきた，毎日のフッ素うがいなんよ．昔，話をしたのを覚えてるかな？　甘いものを食べたら，それを原料にして口の中の菌が酸を出して，歯を少しずつ溶かすんやけど，フッ素はそれをまた元どおりにして，歯を硬くしてくれるはたらきがあるねん．せっかく小さい頃から今まで続けてきたのに，もったいないなー．
（しばしの沈黙……　考えている様子）
Cさん：そうしたら，今のままやったら，むし歯になってしまう可能性があるってこと？
DH：そう，そうやで！
Cさん：え～～！　むし歯が1本もないのが自慢やったのに，私……　それイヤやな～！
DH：そうやろう．今まで頑張って通って来てくれたし，歯のチェックも続けてきたんやから，前みたいに気持ち切り替えて，またフッ素のうがいやったらどうかな？
Cさん：そやな．またちょっとやってみるわ．

第6章　セルフケアが定着しない子への対応は？

DH：ところでさー，提案があるんやけど．夜しんどいんやったら，朝やってみるのはどう？
　　（行動の負担感を軽減させる提案を開始）
Cさん：朝はバタバタしているから忘れるかも……
DH：そっかー．じゃあ，夜，工夫するのはどう？夜は眠くても，歯みがきはするやろう〜？
Cさん：うん．それはやってる．
DH：じゃあ，歯みがきの後のうがいをフッ素洗口液でやってみるのはどうかな？
Cさん：あ，それでもええのん？
DH：自分に合った方法を見つけたらええんよ．それなら，これからも続けられそうと違う？
Cさん：うん．
DH：また，次回どうなったか，聴かせてな．

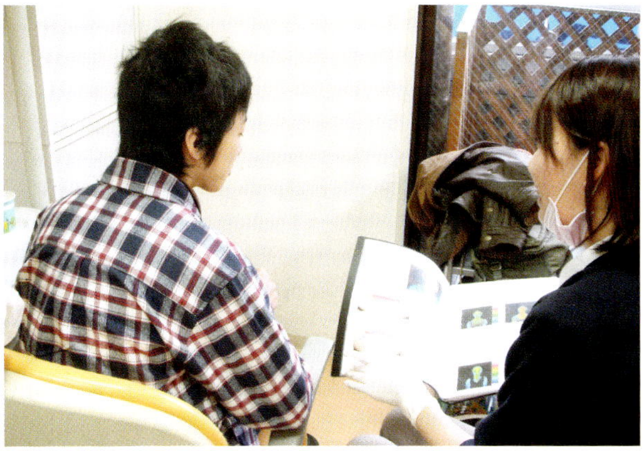

図7　チェアサイドにおける歯科衛生士との話し合いの様子．

自分に見合ったセルフケアの方法を見出せるように支援することが大切である．

3　事例の分析と課題

　われわれ医療者は，中断という事態とどうかかわりあうべきであろうか．このケースでは，本人のライフスタイルの変化が要因として大きいが，本人－保護者－医療者の三者が3か月に一度の健診が継続されていることに過信してしまい，健診における，それぞれの役割にゆるみが生じていたことも見逃せない．中断を避けるには，洗口習慣の継続を問診や自記式アンケートなどでモニタリングする必要があろう．仮に中断状態が見受けられるならば，介入のタイミングを見計らって来院者と健診の意義について話し合い，確認することが求められる（図7）．定期健診は，長く続けることにより成果につながる支援ではあるが，初期の条件は，時間の経過とともに変化してしまう．現実には，そのつど，軌道修正をしながら歩んでいくことが必要ではなかろうか．このケースの場合，洗口習慣がもたらした実績を確認しながら，再度，「気づき」を促した．また，同時に行動の負担感を軽減するアイデアも提示した．医療者にとっては，洗口習慣が継続していても，中断をしても，来院者とかかわることができるチャンスである．前向きで余裕のある関係のもとで，来院者が

―本事例から学ぶこと―

原則
- フッ化物洗口を勧めるときは，つねに来院者の関心がどこにあるのかを把握することがポイント．
- フッ化物洗口の中断はよくあることなので，何が原因になっているのかをよく見極める．
- 介入のタイミングをよく見計らう．
- 健康づくりの目標を，来院者と共有する．

避けるべきこと
- 来院者がフッ化物に対して否定的な場合に，その点のみを主張しすぎて押しつけること．
- 「保健行動を中断した」という理由で，一方的に来院者を責めること．

技法
- 初診時の問診票や自記式アンケートに，来院者の関心事の大きさや焦点を計測できる質問項目を挿入しておく．
- 対話を大切にする．
- 来院者と医療者が対話できるような場と雰囲気をつくることを心がける．
- 来院者の自己判断・自己決定を大切にする．
- フッ化物洗口が継続されているか，チェアサイドや受付でチェックするシステムをつくっておく．
- 進級やクラブ活動，興味のあることなど，来院者の身の回りの変化にさりげなく気を配る．

行動科学の目

本人の「気づき」を促し，モチベーションを保つ工夫と方策
段階的変化モデル（ステージモデル）によるアプローチ

文元基宝
大阪市東成区開業：文元歯科医院・NPO法人関西ウェルビーイングクラブ

段階的変化モデルの歴史的背景

人が意図的に保健行動を変容することは一朝一夕にできるものではなく，一定の期間を要する．米国の行動科学者Prochaska JOらは，禁煙サポートプログラムの研究と実践を目的に，精神療法における300以上の理論を系統立てて検討した．その根幹をなすモデルが「段階的変化モデル（ステージモデル）」である[1,9,10]．

このモデルは，禁煙サポートの研究や実践の経験に基づいて提唱され，成果をあげて，普及に至っている．また，喫煙にとどまらず，肥満，運動不足，飲酒など，各種の生活習慣改善や，口腔保健分野の行動変容にも応用されている．

段階的変化モデルの特徴

Prochaska JOらは，保健行動の変容を1つのプロセスと捉えて，その変容過程を「無関心期」「関心期」「準備期」「実行期」「維持期」（表4）の5つの段階に分類した．行動変容の各段階は，「無関心期」から順調につぎの段階へとステップアップしながら維持・定着するだけではない．当然，ある段階で失敗し，断念することもある．ただ，今度は，その失敗経験を生かしながら再開する．つまり，成功と失敗を繰り返しながら，目的とする行動を最終的に獲得するのである（図8）．

このように，行動が定着するまでのプロセスに着目した段階的変化モデルは，それぞれの段階に応じて対象者へのアプローチができる．すなわち，従来からの画一的な保健指導から，対象者の段階にあったはたらきかけにより，個人的で効果的な保健指導や健康教育ができるようになるのである．

各段階の定義

Prochaska JOらの定義どおりに，段階的変化モデルをそのまま口腔保健行動の指導に応用するのは少し無理があり，筆者らの臨床経験からも改良が必要であると考える．なぜなら，口腔保健行動は，禁煙と比べて日常的で身近な行動だからである．それゆえ，「無関心期」から「実行期」までのプロセスが瞬時に変化しやすく，口腔保健行動の実行時におけるハードルは，禁煙と比較して低い．

ただ，口腔保健行動の段階的な変化の分類は明確に定義されていないが，Prochaska JOらの分類の意義を理解することで，臨床の場で十分に活用できる．まずは，以下にProchaska JOらの分類の定義を示す[1]．

「無関心期」：この段階は，6か月以内に行動変容に向けた行動を起こす意思がない時期と定義される．この段階にいる人たちは，行動変容すべき行動について問題を感じていないか，感じていても，自分の行動を合理化していることが多い．それゆえ，その行動の改善に対するはたらきかけに抵抗を示す場合も多い．

「関心期」：この段階は，6か月以内に行動変容に向けた行動を起こす意思がある時期と定義される．この段階の人たちは，行動変容によって生じる利益と不利益を秤にかけるが，どちらが重要なのか判断がつかず，行動に移せないでいる状態である．

「準備期」：この段階は，1か月以内に行動変容に向けた行動を起こす意思がある時期と定義される．この段階にいる人たちは，行動変容によって生じる利益が不利益を上回っていることを認識している．したがって，行動のきっかけと支援があれば行動変容を起こす状態である．

「実行期」：この段階は，明確な行動変容が観察されるが，その持続が6か月未満の状態と定義される．

「維持期」：この段階は，明確な行動変容が観察されてから6か月以上継続されている状態と定義される．

さらに，中村ら[3]は，これら各段階の定義の一部改変を行い，禁煙支援に用いている．この分類では，「あなたは禁煙に関心があるか」の問いに対して「関心がない」と答えた場合を「無関心期」，「関心があるが，今すぐに（今後1か月以内に）禁煙しようとは考えていない」場合を「関心期」，「関心があり，今すぐにでも禁煙したい」場合を「準備期」と分類している．すなわち，Prochaska JOらは今後6か月以内に禁煙する意思があるかどうかで「無関心期」と「関心期」に分類したのに対し，中村らは，この2つのステージを禁煙への関心の有無で分類している．

口腔保健行動においても，このように，その行動に見合った分類に改変し，応用できると考えられる．なお，本章で提示した3事例では，この中村らの分類に基づき，「無関心期」と「関心期」を「関心の有無」により分類した．「準備期」は，患者が医療者に「行動の意思表明」を行った場合とした．そして，「実行期」と「維持期」はProchaska JOらの分類どおりとし

表4 段階の分類(文献3より引用改変).

無関心期：6か月以内に実行する意思がない．
関心期：6か月以内に実行する意思がある．
準備期：1か月以内に実行する意思がある．
実行期：行動変容を開始後6か月未満．
維持期：行動変容を開始後6か月以上．

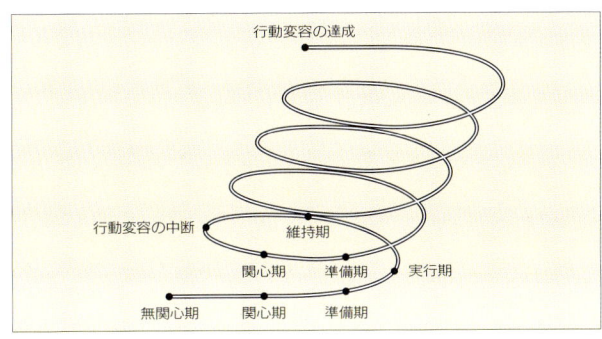

図8 行動変容の段階的変化モデル(Prochaska JO, DiClemente CC. 1986. 文献3より引用改変).

アプローチの方法

段階的変化モデルを用いた保健指導の原則は，つぎのとおりである[11]．
①対象者が行動変容に対して現在どの段階にいるのかを明らかにする．
②対象者の段階にあったはたらきかけをする．
③対象者が行動を起こしていない場合には「考え方へのはたらきかけ」を行う．
④対象者が行動を起こした後は「行動へのはたらきかけ」を行う．

対象者が「無関心期」「関心期」の段階と判断した場合に行う「考え方へのはたらきかけ」では，主に対象者本人の気づきを促し，意識を高揚させることを目標とする．そして，対象者が「準備期」「実行期」「維持期」の段階に行う「行動へのはたらきかけ」では，主に行動療法を中心に，その行動の実行への意識が強化され，定着できることを目標とする．

事例の解説

事例1では，医療者は「無関心期」の母親に「考え方へのはたらきかけ」として，永久歯のリスク診断を含めた保健情報の提供を行っている．その結果，保護者は仕上げみがきの大切さに気づき，行動変容した．しかし，その後中断を繰り返すことになったのは，「行動へのはたらきかけ」が弱かったためと推察される．忙しい母親に対して，仕上げみがきの負担感を減少させる方策が，少々甘かったようだ．だが，最終的に仕上げみがきが定着したのは，歯科医師が母親の失敗を否定せず，受容し続けたのが大きな要因であろう．そして，歯科医師のアドバイスにより，母親が仕上げみがきを親子のスキンシップとして捉えなおすこと(認知再構成法)に成功し，最終的に仕上げみがきが定着したと思われる．

事例2は，子どもの主体性を引き出した成功事例といえる．観察学習（モデリング）による気づきの促しが，本人の主体的な口腔保健行動への参加意欲を高めた．そして，生活見直しカレンダーでのセルフ・モニタリングが「行動へのはたらきかけ」となり，モチベーションを高め，達成感と自信の強化につながったと考えられる．

事例3のケース1では，フッ化物洗口に無関心である母親へのアプローチとして，はじめは正確な保健情報の伝達にとどめている．いきなり医療者の価値観(フッ化物洗口の実行)を押しつけていたならば，「無関心期」の母親は抵抗を示したであろう．まずはフッ化物に対する感想やイメージを自由に述べさせ，受容した．そして，医療者のもつ科学的な情報を徐々に伝えることで，時間とともに関心をもつようになり，行動変容につながったと思われる．

ケース2では，「維持期」において中断した場合のアプローチとして，「行動へのはたらきかけ」とその評価を行っている．セルフ・モニタリングや問診などによって行動の結果をフィードバックし，もし行動が改善したり，継続できていれば褒める．また，行動が中断していたならば，どうしたら行動が継続できるかを話し合っている．このケースでは，油断してフッ化物洗口を中断した子どもに対して，すぐにフィードバックを行い，改善を促している．

まとめ

本章では，患者の行動変容の段階に対して，行動を起こしていない場合は「考え方へのはたらきかけ」が，行動を起こしている場合は「行動へのはたらきかけ」が重要であることを紹介した．

具体的な方法として，「考え方へのはたらきかけ」は「気づき」「保健情報の提供」「受容」「モデリング」「医療者－患者関係」などであり，「行動へのはたらきかけ」については「認知再構成法」「セルフ・モニタリング」「強化」などの概念や技法を紹介した．まだほかにも多くの概念や技法があり，実際のケースごとに応用できるが，まずは本章を通じて，本人の「気づき」を促し，モチベーションを保つ工夫とその方策として「段階的変化モデル」によるアプローチの要点をつかんでほしい．

参考文献

1. 畑 栄一，土井由利子 編集．行動科学 健康づくりのための理論と応用．東京：南江堂，2003．
2. 足立淑子 編 ライフスタイル療法Ⅰ 第3版 生活習慣改善のための行動療法．東京：医歯薬出版，2006．
3. 中村正和，増井志津子，大島 明．改訂版 個別健康教育 禁煙サポートマニュアル．東京：法研，2002．
4. 下野 勉 監修．岡崎好秀 著．楽しさ100倍！保健指導 心が動けば体も動く．東京：クインテッセンス出版，2000．
5. Bandura A. Self-efficacy mechanism in human agency. American Psychologist 1982；37：122-147．
6. Szasz TS, Hollender MH. A contribution to the philosophy of medicine: The basic models of the doctor-patients relationship. A. M. A. Arch. Int. Med 1956.；97：585-592．（文献7より）
7. 深井穫博．歯科医療の質を評価する ―患者さんを知る．石川達也，高江洲義矩，中村譲治，深井穫博 編．かかりつけ歯科医のための新しいコミュニケーション技法 第1版．東京：医歯薬出版，2000：40-55．
8. 板倉聖宣．発想法かるた．東京：仮説社，1992．
9. Prochaska JO. What causes people to change from unhealthy to health-enhancing behaviour? In: Heller T, Bailey L, Pattison S, eds. Preventing cancers. Buckingham：Open University Press, 1992.
10. Prochaska JO, Norcross JC, DiClemente CC 著．中村正和 監訳．赤松利恵，大竹恵子，岡浩一朗，中村菜々子 共訳．チェンジング・フォー・グッド ―ステージ変容理論で上手に行動を変える．東京：法研，2005．
11. 松本千明．健康行動理論の基礎 生活習慣病を中心に．東京：医歯薬出版，2002．

第 7 章

「何かと忙しくて……」　「もう行きたくない！」

来院が途絶えがちな思春期の子の対応は？

- 行動理論・モデル：「自己決定理論」
- 鍵概念　　　　　：「思春期の心理」「自己判断」「自己決定」「主体的行動」
- 技法・評価尺度　：「オリエンテーションシステムの開発」「患者情報の記録と共有化」
　　　　　　　　　「ピア・カウンセリング」

事例1：中学生になったら「定期健診なんか行きたくない」といい出した，さあどうする？

事例2：いきなり口をきかなくなった反抗期まっただなかの中学生，さあどうする？

事例3："来院が途絶えた後，急にう蝕が増えて再来院！" 塾や部活で多忙な思春期の子どもへのアプローチ

　思春期になると，親や大人に対して従順だったのが，いきなり反抗的な態度をとるようになる．これは，人が成長していくうえで，不可欠で重要なプロセスである．独立心が芽生えた証拠でもあるが，自分で判断し，自分で決定するには，判断材料となる知識や経験が不足しているために，ときとして判断を誤る時期でもある．この世代の患者に対しては，思春期の心理を理解することが大事である．また，自分で判断し，自分で決定する，内発的な動機づけが，主体的な行動につながることを意識しつつ，そのことが患者自身に起こるのを，温かく見守る姿勢も要求される．本章では，大人になりたいがなりきれていない微妙な時期のいわゆるヤングへの対処法を例に，行動の「自己決定」について考える．**事例1**は，学童期から思春期への移行段階で定期来院が途絶えがちな人に，自己判断，自己決定を促す質問紙を利用したオリエンテーションを実施したケースである．**事例2，3**では，受験や進学で生活習慣が変化し，う蝕や歯肉炎のリスクが高まる中高生に，反抗期に入ったとたん歯をみがかなくなったケースと，定期健診が途絶え，要治療で久しぶりに来院したケースをもとに，どう対処すべきかを学ぶ．

事例 1

中学生になったら「定期健診なんか行きたくない」といい出した，さあどうする？

柏木伸一郎[1)2)]　　**岩男好恵**[1)]
1) 福岡市中央区開業：小児歯科柏木医院　　2) NPO法人ウェルビーイング

はじめに

　低年齢からリコールを続けている患児が，12歳頃突然来院しなくなることが多い．確かに小学校高学年から中学生になると，学校ではクラブ活動や授業時間の増加，帰宅後は塾や習いごとと，以前にも増して忙しくなる．当医院の高学年での中断者を調査しても，小学6年生より徐々にリコール中断が増えはじめ，中学2年生でピークを迎える（図1）．また，この時期は，反抗期と重なり，一番対応が難しい時期でもある．

　反抗期の年齢は個人差があるようだが，一般的には，ちょうどリコール中断が増える時期と重なっている．家庭でも母親に反発し，会話も途絶えがちになり，また，リコールに関しても「行きたくない」や「小さい子どもと一緒は恥ずかしい」などといいはじめることが多い．反抗期までは，本人の意志というより母親が主体で連れてくるため，中断が少ないと考えられる．しかし，反抗期になるということを聞かなくなることと，本人への動機づけが不足していたことが重なり中断が増えたと思われる．

　そこで，本人への内発的動機づけを目的にオリエンテーションの内容を検討した．これを筆者らは，「ヤングオリエンテーション」と名づけるが，歯科受診やセルフケアの継続を自己決定できるように，いかに本人の「気づき」を起こさせるかをポイントとした．

―アンケートについて―

　オリエンテーションに入る前に，みずからの気づきや主体的な行動を促す目的でアンケート（図2）を行っている．アンケートでは，歯に関して日常生活で注意してほしい項目を挙げ，それについて左側

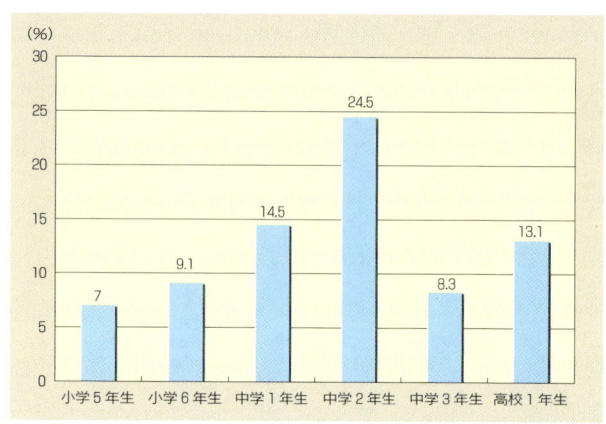

図1　筆者らの歯科医院における年齢別中断率．中学2年生でピークを迎えていることがわかる．

に現在の状況を記入してもらう．なお，記入のしかたは「する」「時々」「しない」の3択ではなく，それぞれの中間もチェックできるようにした．また，右側には，それぞれの項目が歯にとってよいかどうかを，左側と同じようにチェックしてもらう．

　このアンケートを記入してもらうことにより，自分自身の生活スタイルや食生活，歯科に対する知識・意識などを把握することができるとともに，本人の気づきを起こさせることが可能となる．そして，このアンケートをもとにしたオリエンテーションにより，自己判断によって主体的な行動ができるように導くことが，もっとも大切である．

1 初診時の状態とその後の経過

◉患者情報

1．氏名(仮名)
・F君

2．初診時年齢・性別
・1歳10か月・男性（現在13歳，中学1年生）

＊＊＊アンケート＊＊＊

あてはまるものに○をつけてね！　　　　（　　）年生（男・女）

しない　時々　する		歯に悪い　普通　歯によい
	夜、寝る前に歯磨きをする	
	時間をかけて歯磨きをする	
	フロス(糸磨き)をする	
	お口の中をチェックする	
	歯磨きをした後は食べない	
	ジュースよりもお茶を飲む	
	おやつの時間や量を決める	
	アメ、チョコ、キャラメルをよく食べる	
	小魚や牛乳などでカルシウムをとる	
	歯科検診を定期的に受ける必要があると思う	
	歯と歯ぐきの境目を磨く	
	歯磨きをすると出血する	

歯周病がどんな病気か知っている　（はい ＊ いいえ）

図２　気づきや主体的な行動を促す目的で行うアンケート．歯に関して日常生活で注意してほしい項目を挙げ，左側に現在の状況を記入する．記入のしかたは「する」「時々」「しない」に加え，それぞれの中間もチェックできるようになっている．また，右側には，各項目が歯にとってよいかどうかを，左側と同様に記入する．

３．家族構成

・父(会社員)，母(パート)，本人(１人っ子，内弁慶)．

４．生活環境

・父親は仕事上夜が遅いため，育児にはほとんどタッチしていない．

５．生活習慣

・朝の出勤前に，父親の大好きなイオン飲料を子どもと２人で飲む．

・家からすぐ近くに母親の祖父母の住まいがあるので，月に１回程度は里帰りをする．その際，祖父母よりおやつを与えられる．

６．口腔内状況

・う蝕なし(現在歯数 16)

経過

１歳半健診で上唇小帯高位付着を指摘されたのと，フッ化物塗布を勧められたため来院した．母親は勉強熱心で，ある程度の歯科的意識と知識は兼ね備えているように思えた．順調に予防も進み，比較的協力的で，定期的にリコールを続けた．

Ｆ君が小学４年生の夏休み，染め出し液をつけてあげると一生懸命に歯みがきをしていた．何を思って歯みがきをしているのか知りたくなり，「何で歯みがきをするの？」と質問してみた．返って来た返事は，「考えたことない」とのことだった．本人のなかでは，「『しなさい』といわれるからしている」ということかもしれない．リコールに定期的に来院しているのも，母親にいわれるから仕方なく来ているのかもしれないと感じた．

小学６年生の夏休みに，Ｆ君が「待つのがイヤ」とか「子どもばっかりだもん」といいはじめたと母親より聞いた．いよいよ「反抗期のはじまりか」と思われた．次回来院時に本人へのオリエンテーションを予定していたが，１年後の夏休みの来院となってしまった．そのとき，母親より「連れてくるのが大変だった」と聞かされた．くわしく母親の話を聴くと，①２人の予定が合わない，②反抗期で親と一緒に行動するのをためらうとのことだった．そこで，今回アンケートを実施し，それをもとにオリエンテーションを行うことにした．

2　具体的場面

１年ぶりの来院であったが，以前予定していたアンケートを実施し，それをもとにヤングオリエン

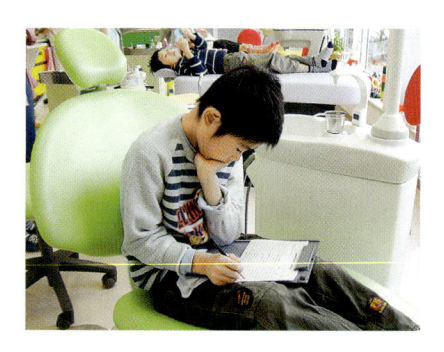

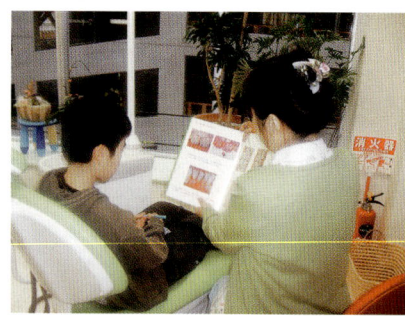

図3a, b　ヤングオリエンテーションの風景．a：ユニットにてアンケートを記入する．b：写真を使って歯みがきの重要性について説明．

テーションを行った(図3a, b)．これまで母親を抜きにしてゆっくりと話す機会はなかったが，思春期に入り言葉数も少なくなったため，今回はアンケートをもとに話を進め，気づき→反省→行動へと誘導していくことにした．

アンケート(図4)を見ると，「夜，寝る前に歯みがきをする」の質問で左側には「しない」に，右側には「普通」と「よい」の間に○をつけていた．これは，夜の歯みがきの重要性をよく理解していないと考えられたので，以下のように話をしてみた．

DH：どうして夜歯みがきをしないの？
F君：夜は眠いし，朝みがいているから．
DH：どうして夜歯みがきをしないといけないか，知ってる？
F君：(首をひねって)……

つぎに「歯みがきをすると出血をする」の質問を見ると，「時々」との回答に○がついていた．

DH：どこから血が出るの？
F君：(鏡を見ながら上顎前歯を指して)ここ．

そこで，正常な歯肉の写真を見せ，比較してもらった．

DH：鏡を見て，どこが違うか探してみて？
F君：(数分後にぼそぼそと)腫れて赤い気がする．

やっと自分の歯肉が悪くなっていることに気づいたようだ．そこで歯肉炎の原因や夜の歯みがきの重要性について説明を行った．F君は，いつになく説明用の歯肉炎チャートを見つめていた．

つぎに，「しない」に○がついていた「お口の中をチェックする」の項目にふれた．

DH：自分の鏡をもっている？
F君：もっていない．
DH：小さい鏡はいろいろな所が見えるでしょう！
F君：うん……(再度，口の中を観察)

これをきっかけに手鏡の購入を勧め，歯みがきのときには鏡を見ることを勧めた．定期健診については，初診時に母親へ説明しただけで，本人へはまだオリエンテーションを行っていなかったので，チャートを使用して，定期健診の重要性についての説明を行った．今後の来院に関して，母親が「あまり来たがらない」と話をしていたので，本人に直接確認することとした．

DH：定期健診に，これからも続けて来られるかな？
F君：うん……　でも，小さい子ばっかりだし恥ずかしい．
DH：そうか！　じゃ，小さい子が少ない午前中の最後とか，午後一番はどう？
F君：うん……
DH：大学生も来ているよ．その子たちは，試験が終わった日とか，早めに帰れる日に予約をとって1人で来ているよ．F君もそうしたら？
F君：え，1人で来ていいの？
DH：いいよ．もう，中学生なんだから自分のことは自分で責任をもってやろうね！　歯みがきのこともね．
F君：うん！　わかった！

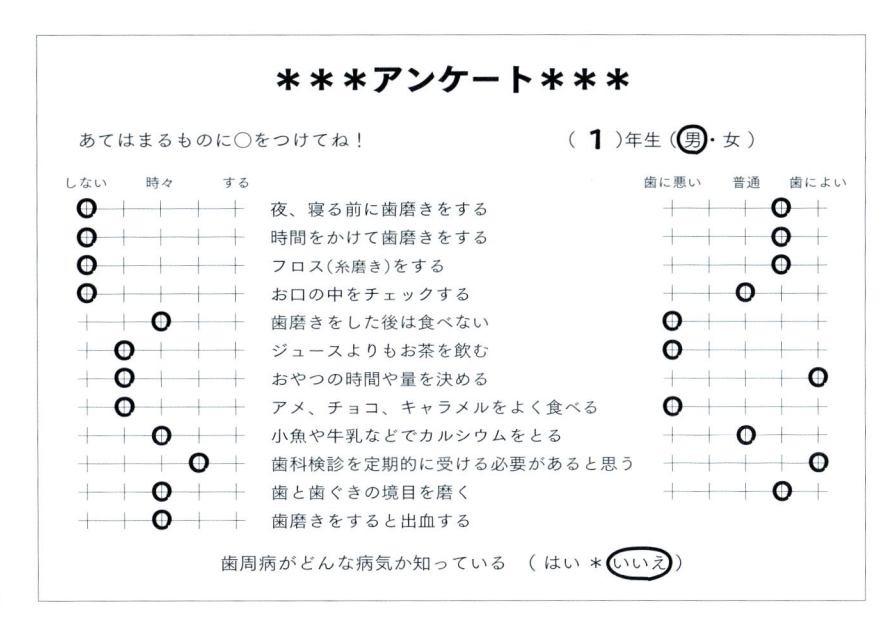

第7章　来院が途絶えがちな思春期の子の対応は？

図4　F君が記入したアンケートの回答．

今回の指導で定期来院が必要なことは，わかったようだ．

その後，定期健診の間隔は，年に2〜3回程度に減ったが，現在も1人で来院している．今は以前より口数も増し，気になる箇所も自分で質問できるようになった．

3 事例の分析と課題

本事例は，幸いにして母親とのコミュニケーションがとれていたため，中断には至らなかったが，思春期の時期は，早い子で小学5〜6年生，遅い子で高校生と，個人によってまちまちである．そのため，思春期の前にオリエンテーションを行おうと思っていても，時期を逃して中断となってしまうことが多い．この事実から，筆者らは，遅くても小学5年生の終わり頃までには，ヤングオリエンテーションを行うことがベストではないかと考える．また，思春期の心理として，この時期は，知的能力が発達し，物ごとを論理的に処理していく段階にもあたるため，この心理状態を取り入れ，徐々に必要な知識を会話の中から見つけ出し，マンネリ化しない指導内容を考えるように心がけていくことが大切ではないかと思われる．自分について考えることの多いこの時期，

自己の健康管理への意識づけとして自立の手助けをする意味でも，1人の大人として認め，自己判断を負わせると，案外それに応えてくれるのではないかとも思われる．

―本事例から学ぶこと―

原則
- 思春期に移行する前（小学4〜5年生）にヤングオリエンテーションを行う．
- オリエンテーションの内容は，アンケートを利用して本人の知識と意識を把握した後，「気づき」が起こるように話を進める．
- 定期健診を受診するかどうかを自己決定してもらうように支援する．
- 自分自身で，口腔内をチェックできる能力を身につけられるようにする．

避けるべきこと
- 医療者から本人へのトップダウンの指導．
- 思春期はとくに子どもとして扱うこと（1人の大人として認め接する）．

技法
- 知的能力が発達し，物ごとを論理的に処理していくようになる思春期の心理を取り入れて，徐々に知識を提供し，マンネリ化させないように指導する．
- 1人の大人として認め，自分の問題として健康管理への意識づけを促すことで，自己決定を支援する．

111

事例 2

いきなり口をきかなくなった反抗期
まっただなかの中学生，さあどうする？

沼口千佳
福岡市中央区開業：なかむら歯科医院・NPO法人ウェルビーイング

はじめに

　中学生は，自己意識が確立される時期である．この時期には，学校の評価や規則，親の期待や指示，部活や塾の忙しさ，メディアの情報などにさらされて，周囲に合わせなければならない子どもたちが，自分の周りに殻をつくって殻の中で必死に自分づくりをしている様子が伺えることがある．この成長をするときに，「NO」ということは大切なことである．大人から見ると反抗や反抗期のように見えることは，子どもにとっては自己表現であり，自立期である．そして，殻の中のさなぎは，自分づくりが終わると殻を破り，やがて飛び立っていく．

　子どもから大人に，さなぎから蝶へと成長する過程では，自立性への要求が高まる．自立性の要求とは，「自分で自分自身が何をすべきかを決定し，誰からの束縛も受けずに自由に行動しようとする」気持ちである．すなわち，受動的から能動的へ，依存の関係から独立した関係へ，と気持ちが高まる時期が思春期のひとつの側面であるといえる．

　本事例では，子どもから大人への階段を登りはじめた定期来院者であるW君に対して，決して指示的にならず温かく見守りつつアプローチしている．今まではうまくいっていた関係性，すなわち「少年はいわれたことを守り，歯科衛生士がそれを褒めてあげる」という従属的な関係では，うまくことが進まないことに歯科衛生士は気づいた．そこで，同性で比較的年齢が近い，若い歯科医師が担当することにより，新しい関係が生まれる場面を設定した．部活や学校のこと，友だちのことから会話を進める過程で，少しずつ少年の心を開いていった．少年の自立性や有能性を尊重しながら，保健行動の変容へと進めていったプロセスを学んでほしい．

1 初診時の状態とその後の経過

◎患者情報

1．氏名(仮名)
・W.M.

2．初診時年齢・性別
・2歳・男性(現在14歳)

3．家族構成
・父，母，本人の3人家族．

4．生活習慣
・歯みがきは1日1回，1回10秒で終わることもある．
・部活中，部活帰りにスポーツ飲料をよく飲む．

5．口腔内状況
・清掃不良による歯肉炎．
・前歯部を中心とするCO(2歳より継続して，健診を受けている)．
・歯科医院での定期的なフッ化物塗布．

経過

　W君は，2歳から定期健診へ通い，小学校卒業まで母親と仲よく楽しそうに定期健診に来ていた．小学校時代に仲がよかった友だちと一緒に私立中学を受験した．本人は私立中学にあまり興味はなかったが，友だちとともに合格したため，私立中学に進学することが決まった．定期健診の予約は母親がとり，健診には母親に連れられて，来院を続けていた．

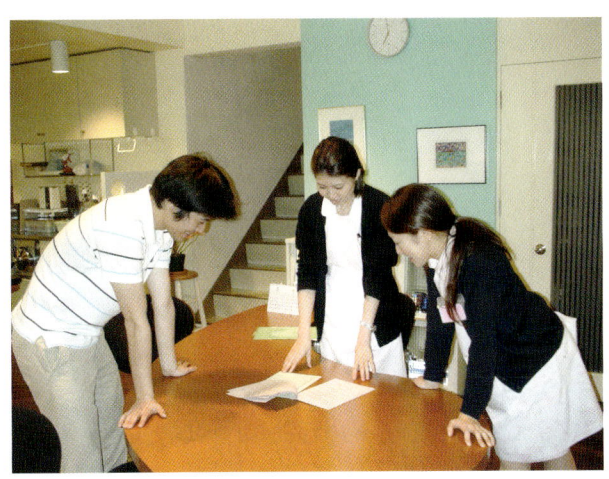

第7章　来院が途絶えがちな思春期の子の対応は？

図5　スタッフ間での打ち合わせ風景.

表1　ヤングサポート.

観察：言葉で表現できないものを感じとる.
　　　（表情，診療室に入る様子，服装）

傾聴：中断せずにきちんと聴く.

確認：うまく話せない話を整理して返す.

共感：話の中で言葉や表情で気持ちを伝える.

記録（記憶）：短い時間で得た情報をしっかりと残す.

2　具体的場面

　W君は，小学生の頃は診療室に入ってきてから帰るまで，スタッフに，学校のこと，友だちのこと，趣味のことなど，いろいろな話を聞かせてくれていた．しかし，中学に入学した頃から，学校での話を聞かせてくれなくなっていた．

　そこで，W君がユニットで定期健診を受けているときに，歯科衛生士は，一緒に定期健診に来ている母親に学校の様子を聴いてみた．

DH：W君，中学校に入ってからはどうですか？
母親：（W君が）入学した中学校では，必ず部活に入らなければならず，バレー部に所属しているのですが，どうも楽しくないようです．おまけに勉強にもついていけなくて……　そんな中，学校で友だちと殴り合いのケンカをして，問題にもなったのです．

　母親からは，このような答えが返ってきた．歯科衛生士は，W君の学校の様子をカルテに記録し，他のスタッフにもW君の現状を報告した．定期健診を担当した歯科医師によると，口腔内の状況は，これまでずっとカリエスフリーであったのに，前歯部にCOがみられるようになり，また，口腔内の清掃状況も不良であった．歯みがきの状況を聴いたところ，

母親：小学生の頃は，音波ブラシや歯ブラシを使いわけてきれいにみがいていたのですが，現在は歯ブラシだけで，1日1回，10秒の日もあります．

ということを確認した．本来であれば，しっかりとTBIをする場面であるが，スタッフで話し合い（図5），知識の提供は行うが，W君のペースに合わせ，まずは話を聴き出すことに重点をおくことにした．
　帰り際，歯科衛生士が声をかけた．

DH：W君，また学校の様子，少し聴かせてね．
W君：はい．

　W君は，返事はするものの，会話は続かなかった．
　そして，3か月後，母親とともにW君が再び来院した．

W君：こんにちは……

　歯科衛生士には，あいさつはするものの，それ以上会話をしたくなさそうな様子であった．そのため，スタッフ間で表1のようなことに気をつけながら定

113

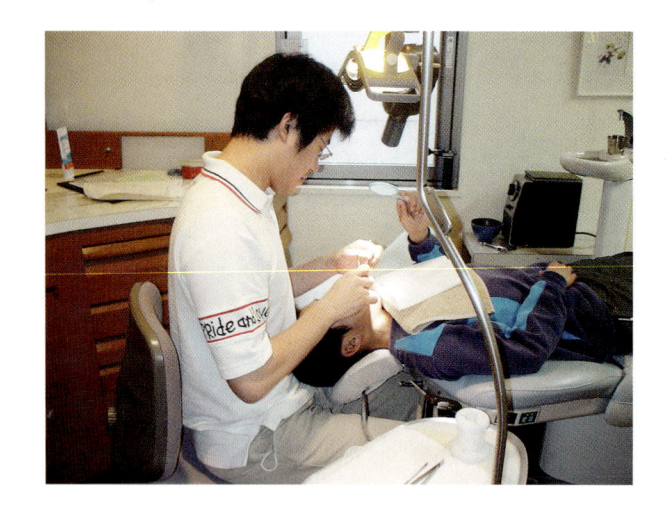

図6 健診風景．異性に対しての照れや反抗もあることを考慮し，これまで担当してきた歯科衛生士ではなく，年齢が比較的近い，若手の男性歯科医師に担当してもらうことにした．

期健診を進めていくよう確認した．そこで，歯科衛生士は，異性に対しての照れや反抗もあることも考えられるので，その日の健診は，年齢が比較的近い，若手の男性歯科医師に担当してもらうことにした（図6）．

受付からは，何を話しているのかは確認できないが，時折W君の声も聞こえてきて，歯科医師との会話はできているようであった．

歯科医師は，ユニットでは歯科の話ではなく，部活や遊びの話をしていた．

Ｄｒ：中学校はどう？
W君：バレーが好きだから，バレー部に入ったけど，先輩とうまくいかなくて．毎日部活に出るのが苦痛．
　　　外で普通に友だちと遊びたいけど，部活はやめられない．

W君は，こうした心情などを話してくれた．また，W君は，どうも勉強も部活も面倒くさくて，今は何もやる気がしないようである．そのことが影響して，歯みがきがおろそかになっているようであった．歯科医師は，専門的な難しい話をするのではなく，まずは，今できそうなことを提案した．

Ｄｒ：歯みがきを1回10秒ではなく，60秒にしてみては？前歯がむし歯になりかけているから，前歯を中心にみがいてみたら？
W君：（面倒くさそうではあったが）頑張ってみる．

W君は，歯科医師の提案に，一応約束してくれた．歯科医師は，定期健診の終了後，カルテに「歯みがきの時間を10秒から60秒に増やし，前歯を中心にみがく目標を立てた」「バレー部に入っているが，先輩と仲が悪いようで，部活に行くのが苦痛」「学校の様子を話してくれたが，会話が途切れがち」という記録とともに，「今回，スポーツ飲料については確認していないため，次回の健診時に確認してほしい」というメモも残し，スタッフ間で情報を伝達し，確認をした．

その後も，W君は，定期的に来るものの，スタッフや母親に対してあまり反応せず，態度に大きな変化はなかった．しかし，

W君：部活中に飲んでいるスポーツ飲料は，本数を減らして，代わりにお茶を飲むようにした．

と歯科医師に報告していた（図7）．歯みがきに関しては，著しい上達は見られないが，COはキープしたままである．W君は，定期健診には来院しているので，歯科医師と歯科衛生士は，このまま様子を見ていくことにした．

3 事例の分析と課題

　中学校に入ると，部活や塾，習いごとなどで忙しくなり，それまでの生活パターンが変化するため，定期的に来院することが難しくなる子どもが増える．また，自我が少しずつ芽生えはじめる時期であるため，保護者に連れられて来ていた定期健診に抵抗を感じる子どもも現れる．そんな中，たとえイヤイヤだったとしても，定期的に来てくれる間は，情報提供を行ったり，関係性を築いていったりするチャンスはある．本事例では，いつも歯科の専門的な話を一方的にするだけではなく，たとえ反応がなかったとしても，子ども自身に語りかけ，生活全般のことについて興味深く聴いていくことを大切にしていた．その結果，中学校での生活を楽しめていないことがわかった．またそのことで，口腔保健行動に影響を与えていると推察されたため，簡単な行動目標を一緒に立て，少しずつ変わっていく様子を見守り，サポートした．

　また，思春期には，異性を意識したり，反抗的な態度を急にとりはじめることがある．小学生時代はたくさん話していた子どもでも，言葉も短く，言語もはっきりしない場面が多くなる．本事例では，その際，年齢の近い同性のスタッフが接することで，少しずつでも話を引き出すことに成功した．どこの医院でも複数のスタッフがいるので，臨機応変に担当スタッフを変えていくのも，ひとつの方法である．担当スタッフだけが，その子どものことを理解すればよいのではなく，スタッフ全員が同じように情報を把握しておくことが大切である．そうすることで，スタッフ全員が同じ目線で見守りつつ，声をかけることができる．そのため，記録は，非常に重要である．本事例で示したように，記録には，歯科に関する情報だけでなく，その子どもに起こったできごととそのときの感情，さまざまな環境の変化などを注意深く聴き出し，記載することが大切である．

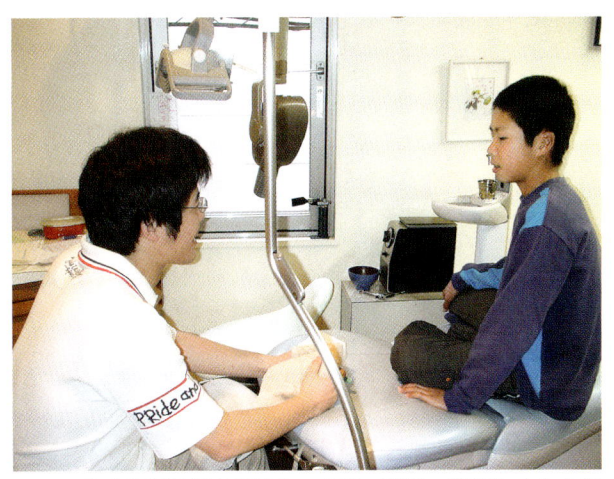

図7　若手歯科医師とW君との会話．W君の態度に大きな変化は見られないものの，一応歯科医師には「スポーツ飲料を減らし，代わりにお茶にした」などの報告はしてくれている．

―本事例から学ぶこと―

原則
- 保護者ではなく，子ども自身と会話をするようにする．ただし，保護者と一緒に来院している場合は，保護者からも子どもの生活に関する情報を得ることが必要．
- 子ども自身に知識・情報提供を行い，自分自身で考えさせ，自己決定できるようにサポートする．
- 思春期になると，問いかけに対してあまり反応がなかったり，会話がはずまなかったりすることもあるが，一方的に話しかけるのではなく，そのことを理解して，継続的にコミュニケーションをとりながら，子どもの成長を見守る．

避けるべきこと
- 「反応がない」から「聞いていない」と決めつけること．
- 子ども自身が，すでに自分の問題点に気づき，改善の方法を知っていることもあるため，問題点を一方的に指摘したり，しつこく注意し続けること．
- 問いかけに対して，子どもが返事をしようとしているときに，子どもの返答を待たずに話の腰を折ること．

技法
- 子どもの表情を見ながら，必要な情報提供は行う．
- 「思春期だから」「反抗期だから」と決めつけない．一人ひとり，子どものおかれている環境，抱えている問題，考えている内容は違うので，学校の様子など子どもの生活や周りの環境を知ったうえで，専門家は言葉を選ぶ必要がある．
- スタッフ全員が，子どもの小さな変化に気づけるように，記録をしっかりとり，情報を共有する．

事例 3

"来院が途絶えた後，急にう蝕が増えて再来院！"

塾や部活で多忙な思春期の子どもへのアプローチ

西本美惠子
福岡市博多区開業：にしもと小児歯科医院・NPO法人ウェルビーイング

はじめに

　思春期とは，人生の成長の中で自分という意識がはじまり，ほぼ確立する小学生後半〜中学生を指す．英語のadolescenceの語源はラテン語で「成長する」の意味で，成長する時期・青年期・青春などと訳される．pubertyは，第二次性徴が現れる年頃ということで，pubertyのほうが日本語の思春期に近いようである．身体の変化は心の変化にも影響を与え，思春期の課題は心の課題として捉えることができる（表2）．

　現代の子どもたちの生活環境は大きく変化し，その土台が揺れているといわれている．家庭，学校，地域社会の変化，インターネットや消費社会の弊害などが，子どもたちの健康な生活を脅かしている様子を，診療室でも見ることがある．

　思春期にほぼできあがる「自分という意識」は，「自分は他人とは違う」「自分で判断する」「親から自立する」という課題をもち，親との心理的距離が広がっていく．そのため，同世代の仲間の存在がより重要になり，悩みを打ち明け合い，共感しながら，自分の答えを見つけていく．思春期は，「自分らしさと自立の出発地点」ということができるかもしれない．また，この特徴は，それまで親に連れられて来院していた子どもたちから「自分は，むし歯がないから定期健診に行かなくていい」「親とは考え方が違う」「友だちは行っていない」などの発言として，出てくるようになる．

　この時期の自己判断，自己決定，主体的行動は，どのようなプロセスによって，できるのであろうか．また，この大人への階段を急速に駆け上がっている思春期というステージにおける歯科医院の役割

表2　思春期の心理と問題．

特徴
- 自分や人生について考えはじめる人生の自立の出発点．
- 自分の殻の中で自分づくりをするときで，同世代の仲間の存在が重要．
- 「個性化」がはじまり，自分らしさやアイデンティティの確立へ歩みはじめる．

課題
- 自分は「他人とは違う」という意識をもつ．
- よいか悪いかを自分で判断する．
- 親から自立する．

支援者
友人，家族，生活の場でかかわる人（学校，歯科医院など）．

は，何であろうか．診療室は，思春期というステージの休憩室，心の居場所になるのだろうか．そんなことも考えたいと思う．

1 初診時の状態とその後の経過

◎**患者情報**

1．氏名（仮名）
- S.H.

2．初診時年齢・性別
- 1歳6か月（保育園児）・女性（現在14歳）

3．家族構成
- 父，母（共働き），弟（小5）の4人暮らし．

4．生活習慣
- 陸上部に所属．週1回塾通い．

5．口腔内状況
- 初診時dft 4，現在DFT 14．全体に歯肉炎．

来院のきっかけは，Ｓちゃんの１歳半健診で「全体がむし歯になりかかっている．口の中が汚い」と注意されたことであった．来院後，母親はマザースクールに参加し「むし歯の原因となる哺乳瓶はやめます」「自分が歯で苦労しているので，むし歯にしたくない」と真剣に話されていた．

　Ｓちゃんは小学生になり，帰宅後は弟と２人だけで過ごし，お菓子を食べたり，炭酸飲料を飲んだりするようになった．小学４年生頃には初期う蝕が発生したが，母親の声かけや点検みがき，定期健診で，う蝕は何とか進行停止していた．

　中学入学前後から無断キャンセルが増え，電話をすると，それまでは母親が「休みの日に連れて行きます」といわれていたが，その頃から「本人に伝えておきます」「勝手に予約すると怒るので連絡させます」に変わった．しかし，忙しい本人から連絡はなく，２年間のブランクができてしまった．

　そして，中学２年生の夏休み，「歯がしみる」「噛むと痛い」と弟と２人で来院した．検査をすると，う蝕が14本，要治療歯が10本，さらに歯肉炎があった．１年３か月ぶりに来院の弟も，要治療歯が５本あった．弟からは「むし歯になっても，歯がなくなっても別にいい」と無関心な答えが返ってきた．Ｓさんは春の学校検診でも指摘されていたが，「陸上部に入部し，帰宅は夜７時半すぎ，土曜日も練習か試合で来院できなかった」そうである．部活時には，「スポーツドリンク，ジュースを買って飲む」とのことであった．

2　具体的場面

　２年ぶりに来院したＳさんは，健康的に日焼けし，ブランドのワンピースを着て，見違えるような少女になっていた．弟と２人だけで来院したこともあり，とてもお姉さんらしく見えた．懐かしいのでつい「Ｓちゃん，久しぶりね．どうしてた？」と聞きたい気持ちであったが，「Ｓさん，忙しいのによく来てくれたね」「Ｓさんに会いたいと待っていたよ」と，スタッフみんながＳさんを歓迎している気持ちを表した．Ｓさんはみんなに声をかけられると，ニコッと白い歯を見せて笑った．

　Ｓさんは，12歳の誕生日後の初来院なので，ヤングアンケートを記入してもらった．驚いたことにメッセージ欄には，「ときどきでいい‼　話しながら健診をやりたい．これからもよろしくお願いしまーす♡」と書いてあった．

　検査結果を伝えると，Ｓさんはう蝕の多さにショックのようであったが，「部活も頑張って学業と好きなこととを両立できているＳさんは，歯も口もきれいにする力があること」「むし歯や歯肉炎がなければ，さらに健康的で美しい口元になること」を話した．

　歯科衛生士は，日頃からアンケートに書かれていることには必ず答え，チャートやリーフレットを用いて具体的な方法を提案し，最終決定は本人に決めてもらうようにしている．また，「この年齢は関心が薄く，言葉が少なくて当たり前」と本人の反応をみながら話を進めている．返事がない場合も，眼の輝きや顔色の変化があったり，身を乗り出したりしたときは「Yes」と同意していると認識し，生返事や話にのってこない様子のときは「No」であり，興味がもてないと理解するというように，非言語的なコミュニケーションに表れる心の情景も読みとるようにしている．

　治療には６回かかったが，来院中に同じ小学校だったＭさんや同じ中学校のバスケット部のＦさんと偶然会い，楽しそうに話をしていた．３人の乳幼児から３年ごとに撮っている顔写真と口腔内写真を見て爆笑している様子は，イマドキのキャピキャピ中学生である．Ｓさんは，母子家庭のＭさんが定期健診で来る土曜日は，小学生のときからスタッフルームで勉強をして，スタッフと一緒にお昼を食べていること，また，バスケット選手のＦさんが欠かさず定期健診に来院し，月１回の矯正にも来ていることを知り，驚いていた．歯科衛生士は「Ｓさんも，心配ごとや気になることがあったら，いつでも来てね」と声をかけ，帰り際には，受付が「お話，楽しかっ

表3 ピア・カウンセリングとピア・エデュケーション．

ピア・カウンセリング
同世代の仲間が行うカウンセリング・健康教育．相互支援的な「ピア意識」をベースに行われるのが特徴．

ピア・エデュケーション
あるテーマについて正しい知識・スキルを共有し合うこと．中学生・高校生の性教育，大学の学生同士の教育などで行われている．

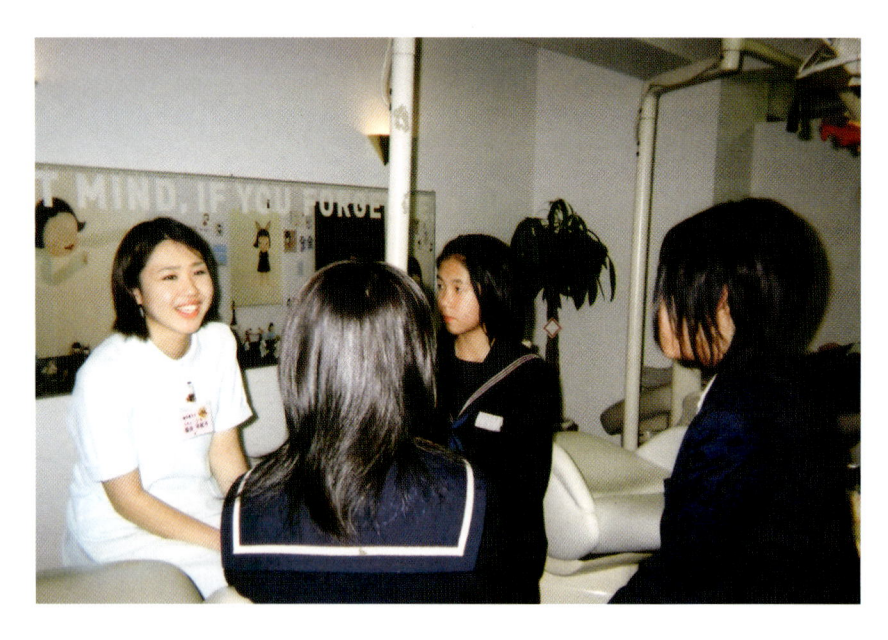

図8 ピア・カウンセリングの風景．

た．また聞かせてね！」と声をかけていた．
　こうして，定期健診について，3人によるピア・カウンセリングを行うことになった．ピア・カウンセリングとは，同時代に生き価値観を共有する仲間［＝ピア（peer）］同士で行うカウンセリングである[1]．ピア・カウンセリングに似たピア・エデュケーションは，中学生・高校生の性教育などで行われている（表3）．

Fさん：治療している歯が1本もないのが自慢．歯医者のおかげ！
Mさん：ジュースやスポーツドリンクは「太る」と聞いたので飲まない！
Fさん：クリーニングをしてもらうと，歯が真っ白になってキレイ！
Mさん：気持ちがいいと「また来たい！」と思う．
DH：Sさんは忙しいので，なかなか定期健診に来られないのよね？
Sさん：部活でチョー忙しい．時間がない！
Fさん：私は部活がない日に来る．
Mさん：急ぐときははじめにそういうと，早く終わってくれる！
Fさん：定期健診は当たり前じゃん．来ないなんてシンジラレナ〜イ！

……ピア同士で話すと，他人ごとの大人がどんなに一生懸命に説明をするよりも，はるかにしっかりと考えてくれる．このケースでの歯科衛生士の役割は，話が本題からはずれないように話の垣根をつくり，みんなが発言できるようにコーディネートすることである．そうすることでグループダイナミクス（人が集ってお互いに影響し合った結果，より大きな成果が導き出されること）が起こり，本人たちの中から答えが出てくるのである（図8）．

治療が進むうちにSさんは，予約以外にも「歯が変な感じがするが，大丈夫か？」と電話をかけてきたり，「今日は部活がないので来た」と急に来院をするようになった．治療が終わったSさんは「つぎの定期健診は，別の中学になったMちゃんと一緒にしよう！」と同じ土曜日に予約をして帰って行った（図9）．

図9 受付予約風景．

と思ってくれてもよいであろう．同世代の友人とピア・カウンセリングを行ったことにも，感じるところがあったかもしれない．これから，受験，進学，就職などのチャレンジが待っている．少しでも改善した健康習慣を続けられるように，新しいライフステージでも well-being であるようにサポートしていくのが，歯科医院としての課題であろう．

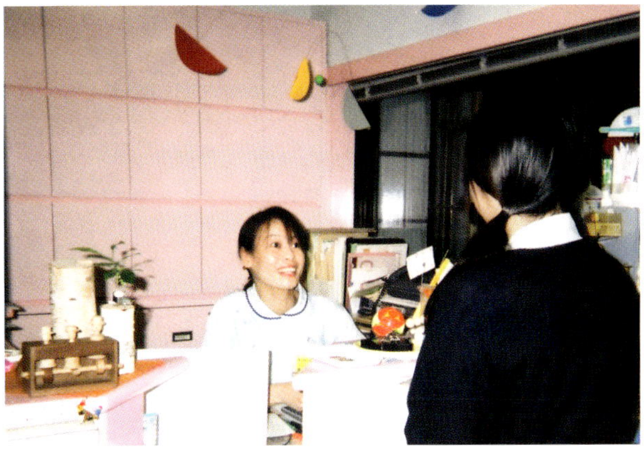

3 事例の分析と課題

乳歯う蝕をきっかけに，母親は「むし歯にしたくない」という気持ちを強くもった．しかし，Sさんは，母親の手が離れる小学生後半，自分の意志で行動を決め生活環境が変わる中学生頃から，う蝕や歯肉炎が発生し進行した．う蝕をつくったことは残念であるが，経験しないとわからないこともある．その経験を通して，「自分がつくったむし歯は治療する」「定期健診は大切だ」という自分で蒔いた種の責任をとること，これからの見通しを立てることを身につけたのである．つまり，「実のならない種はない」のである．

また，歯科医院の対応も考慮する必要があった．乳幼児の頃から知っているので，つい子ども扱いしがちであるが，本人は「もう子どもじゃない」と思っている．過去の記録だけでなく，目の前にいる個人としっかりと向き合い，受容し共感することが大切である．「評価も説教もせず，ただ話を聴いてくれる場所がある」「歯科医院は何でも話せる所」と，歯科医院を「心の居場所」，疲れたときの「心の休憩室」

---**本事例から学ぶこと**---

原則
- 久しぶりに来院した患者を受容し，「うれしい」という気持ちを伝える．
- 歯科医院は，治療だけでなくケアも行う所であることを伝え，気持ちよさを体感してもらう．
- 同世代の友人とのピア・カウンセリングや一緒の来院が，有効なこともある．

避けるべきこと
- 医療従事者の一方的な押しつけや指導．問題が内向するだけで，解決にはならない．再びまた，不健康や病気のゾーンに入っていってしまう．

技法
- 「カウンセリングの技法」や「ピア・カウンセリング」を活用し，自己決定するサポートを行う．
- 歯科的問題が起きたときだけでなく，気軽に来院や連絡できる温かい信頼関係を築いておくことも大切である．
- 「ピア・カウンセリング」は，行動変容が必要なときに，ピア同士で話し，気づき，自己決定していくカウンセリングである．同世代の仲間の存在が重要な思春期には，有効である．

行動科学の目

子どもから大人へと脱皮を図る思春期の患者への対応

自己決定理論を中心とした患者へのアプローチ

中村譲治
福岡市中央区開業：なかむら歯科医院・NPO法人ウェルビーイング

思春期，彼らの中で何が起こっているのか

　未成熟な子どもから成熟した大人への階段を登りはじめる時期が思春期である．そのプロセスでは，いろいろな変化が彼らの中で起こっている．

①受動的な立場から能動的な立場へ

　周りの大人から指示され，そのことを遂行することで，ご褒美を与えられたり褒められたりすることに喜びを感じるという受動的な立場から，自分で決定し，達成し，それを自己評価することで喜びを感じる能動的な立場へと変化していく．親の指示で素直に歯みがきをしていたのが，いきなりいうことを聴かなくなるというのも大人への第一歩を踏み出すプロセスである．このような時期に指示的な態度は禁物である．頑張った成果を自分で確認することで自己評価していくことが，行動の持続へとつながる．

②依存から独立へ

　保護者の加護のもとで安心や安全を手に入れていた乳幼児期から，次第に自分の世界が拡がっていく学童期を経て，思春期に入ると，親や周りの大人に依存していた立場から，危なっかしいながらも独立した立場を獲得していく．じっとしていればおいしいおやつを与えられ，それで満足していた乳幼児期から，お小遣いをもらい，自分の意志でおやつを購入するなどの行動も依存から独立への変化の現れである．しかしながら，正しい選択ができるほどの知識や判断力は，まだもちあわせていない時期でもある．リスクを回避するためにはプロフェッショナルケアを手厚く実施するとともに，成長の過程を温かく見守るという姿勢も大事である．事例2でも，反抗期に入ったとたんに歯みがきをしなくなったヤングに対応するために，本人の自己判断，自己決定が起こるまでプロフェッショナルケアでしっかりと支え，辛抱強く待つことの重要性が示されている．

③単純から複雑へ

　短絡的で短期的な考えや行動から，複合的な状況を認識して長期的な展望で物ごとを判断し，多様な行動ができるようになっていく．また，表層的に物ごとを判断することから，より深く物ごとを捉え，考えるようになる．目先の快適さや喜びを求める幼さから脱皮し，持続可能な快適さや喜びを選択できるだけの思慮や判断ができるためには，複数の条件から最適化した結論を導き出す能力が必要となる．何が自分にとって最良の選択かを，親ではなく本人に直接，選択肢を提案することが可能になる時期でもある．

④浅い興味から深い興味へ

　いろいろなことに深い興味を示すようになる．人間関係や自分のからだのことについても表面的な興味からより深い興味をもつようになる．うまくその機会を捉え，的確な情報を提供することにより，理解を深めることができる時期である．本人が歯肉や歯並びの状態を気にし出したときに，タイムリーに少し専門的な情報をも含めて健康教育を実施するのは，意味のあることである．

⑤弱い自己意識から強い自己意識へ

　子どもの頃は，自分と他者の違いについて大して気にしていなかったのが，思春期にさしかかると，体型からはじまり，日常のちょっとした仕草など，他者と自己の違いが気になり出す．自意識が強くなる時期である．友だちも，学童期においてはクラスなどが同じで身近にいる子が友だちになるケースが多いが，この頃になると趣味や考え方が合うなどが友人をつくる基準となっていく．口臭が気になり出したりするのもこの時期からである．歯みがき指導のきっかけとして見かけや口臭を動機づけに用いることが有効となる．

自己決定理論の意義

　自己決定は，保健，医療という狭い枠組みで論じられているものではなく，社会教育，学校教育という広い研究領域のなかで中核をなす学習理論として位置づけられている．自己決定とは他者からの指示や状況に流されて受動的に決定するのではなく，みずからの意志で意識的に決定するということである．

　自己決定が成立するには，自己と対峙する他者や自分の周りで起こっている状況が必要となる．本章の場合，親や歯科医療従事者が他者となる．両者の関係性の中で相互に作用しながら学習し，自己決定を行うことになる．

　前節で述べたように，子どもから大人へと成長していく過程で，徐々に他律から自律へと移行していく．このような過程を経て，自分のことは自分で判断し，決定することにより，主体的な行動をとることができる能力を獲得していく．Deci ELは「内発的動機づけ」という理論の中で，人は自分の有能さと自己決定の

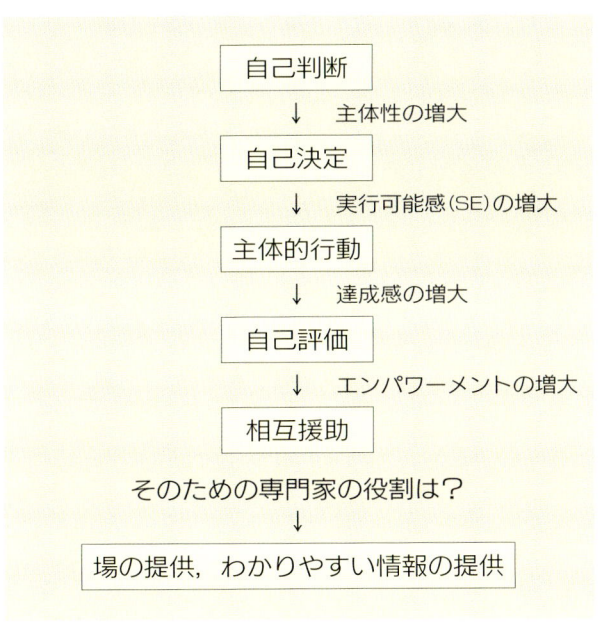

図10 健康学習のプロセス.

図11 健康学習支援モデル（文献3より作図）.

感覚が個人の行動の動機づけとなり，そのことが個人の主体的な行動の発現に強い影響を与えるとしている[2]．この際の有能感は，他者から与えられるものではなく，自己賞賛により高められると述べている．

また，人は大人であれ子どもであれ，自己決定の機会を奪われ，一方的な指示だけで動かされると，強い無力感ややる気が失せてしまうものである．本人からやる気を引き出し，努力する気持ちを高めるためには，自己決定の場を設定すること，そして，的確な判断ができるための情報を必要な時期に必要な分だけ，わかりやすく提供することが大事である（図10）．事例1でも，思春期の前の時期にオリエンテーションを実施することで，自己の健康管理に対する本人の意識づけを助け，自己決定を促すことが大切と指摘されている．

まとめ

河口らは健康学習支援モデルを提唱し，その中で3つの前提と2つの目標を挙げている（図11）[3]．2つの目標とは，「健康上の問題をみずから認識する力を育成すること」と「主体的に問題を解決する力を育成すること」としている．まさにわが国の学校教育の中で強調されている「生きる力」を高めることと相通じている．思春期に突入した患者への健康支援としての見逃すことができない大事な目標である．

この2つの目標を達成するために3つの前提が必要だとしている．1つめは「健康問題の解決を目的ではなく手段として捉えること」を挙げている．定期健診が途絶え，久しぶりに来院してきた思春期の患者は治療が必要な場合が多いが，事例3では，定期健診の中断で発生したう蝕治療のプロセスそのものを健康教育の手段として捉えた結果，安定した定期健診へと移行することができたケースが示されている．従来の治療優先の医療とは違ったアプローチに注目してほしい．

2つめは，「答えは患者本人がもっていると肝に銘じること」としている．生活者としての本人が「なぜ一番歯みがきを怠るのか，どうすればうまくいくのか」を知っているはずである．その答えを本人からうまく引き出すのが，われわれ専門家の役割である．

3つめは，「親や歯科医師ではなく患者同士や同世代の友人などの相互作用を重視すること」である．ピア・カウンセリングなどが有効な手段となることは，事例3でも紹介されている．

本章では思春期まっただなかの定期来院者を事例に，思春期の特徴と自己決定理論に関して述べた．もちろん，いろいろな理論や技術を理解し習得することは，専門家にとって大切である．

しかしながら，この時期の子どもに対してもっとも大事なわれわれのとるべき姿勢とは，彼らの長い人生において，大人への階段を登りはじめる第一歩を温かい目で見守ることである．また，その大事な時期を歯科医療人として共有し，彼らの人生に少しだけ寄り添いながら生きていける喜びを，われわれ自身が感じることではなかろうか．

参考文献

1. 高村寿子．思春期の性の健康を支えるピアカウンセリング・マニュアル．東京：小学館，2005．
2. エドワード・L．デシ，リチャードフラスト　著．桜井茂男　監訳．人を伸ばす力　―内発と自律のすすめ．東京：新曜社，1999．
3. 河口てる子．患者教育とセルフケア．園田恭一，川田智恵子，吉田亨　編．保健社会学Ⅱ　健康教育・保健行動．東京：有信堂高文社，1993：38-39．
4. 無藤　隆，高橋恵子，田島信元　編．発達心理学入門Ⅱ．東京：東京大学出版会，1998．
5. 落合良行．中学1年生の心理　心とからだのめざめ．東京：大日本図書，1998．
6. 落合良行．中学2年生の心理　自分との出会い．東京：大日本図書，1998．
7. 落合良行．中学3年生の心理　自分の人生のはじまり．東京：大日本図書，1998．
8. 佐藤有耕．高校生の心理1　広がる世界．東京：大日本図書，1999．
9. 高木秀明．高校生の心理2　深まる自己．東京：大日本図書，1999．
10. 髙頭忠明，髙橋良臣．心を考える2　思春期・青年期．東京：日本基督教団出版局，1993．
11. ピーター・G．ノートハウス，ローレル・G．ノートハウス　著．信友浩一，萩原明人　訳．ヘルスコミュニケーション　これからの医療者の必須技術．福岡：九州大学出版会，1998．
12. S・ヴォーン，J・S・シューム，J シナグブ　著．井下　理，柴原宜幸，田部井　潤　訳．グループ・インタビューの技法．東京：慶應義塾大学出版会，1999．
13. 文部省．生徒指導資料第20集　生活体験や人間関係を豊かなものとする生徒指導　いきいきとした学校づくりの推進を通じて　―中学校・高等学校編―．東京：大蔵省印刷局，1988．

索　引（和文）

あ
アンダーマイニング効果　24

い
生きる力　121
維持期　91, 93, 96, 97, 104
異常行動　53
依存　120
イメージ脱感作療法　89
イメージ暴露法　89
医療者－患者関係　59, 91
医療不信　59
医療面接　27
インフォームド・コンセント
　　60, 63
インフォームド・チョイス　63

う
裏面的交流　12
運営・政策診断　41
運動再生過程　88, 96

え
影響評価　41
疫学診断　41
エンパワーメント　40

お
オペラント　24
オペラント条件づけ　24, 57
親の養育態度　52, 64

か
外的調整　25
外発的動機づけ　11, 20, 24
会話分析　12
カウンセリング
　　43, 52, 59, 60, 91
カウンセリングスキル　61
カウンセリングの基本姿勢　62
学習性無力感（learned helplessness）
　　88
考え方へのアプローチ　99
考え方へのはたらきかけ　105
感覚・運動期　56
環境因子　40

関係性への欲求　25
観察　113
観察学習　57, 88, 91, 96
患者－医療者関係　84, 87
患者情報の記録と共有化　107
患者の自己決定　91
患者の同意　60
患者満足度　59, 67, 71
患者満足度尺度　59
間食指導　11, 20
間食習慣　16
関心期　91, 96, 97

き
聴きにくい質問　75, 87, 89
期待（expectancy）　88
期待－価値理論　88
期待感　75
期待度　68
期待（予期機能）　88
気づき　27, 62, 91, 96, 101,
　　104, 108
虐待　75, 85, 89
教育・組織診断　41
強化　11, 15, 23, 75, 79
強化因子　31, 32, 40
強化随伴性　24
強化と消去　24
共感　62, 83, 113
共感的励まし　63
恐怖（fear）　43, 56, 59
共有化　27
共有化のプロセス　36
禁煙サポートプログラム　104

く
具体的操作期　56

け
形式的操作期　56
傾聴　23, 60, 65, 75, 80, 89,
　　95, 99, 113
傾聴の技法　71
系統的脱感作療法　24, 44, 57
結果期待　95
結果評価　41

結果予期（outocome expectancy）
　　88
健康学習支援モデル　121
健康学習のプロセス　121
健康教育モデル　40
健康情報の提供　11
健康日本21　40
言語的説得　89
言語的符号化　88
現実脱感作療法　89

こ
口腔筋機能療法　49, 51
口腔清掃状態　12
口腔保健行動　71, 115
交叉的交流　12
構造分析　52
行動・環境診断　41
行動主義心理学　24
行動の強化　93
行動の自己決定　62
行動分析学　24
行動へのアプローチ　99
行動へのはたらきかけ　93, 105
行動変容　11, 41, 66, 89, 91,
　　95, 99, 104
行動療法　24, 47, 52, 56, 87
広範性う蝕　84
交流分析　12, 15, 52
効力期待　95
効力予期（efficacy expectancy）　88
段階欲求説　24
古典的条件づけ　24
コミュニケーション技法
　　11, 59, 91
コントロール感　79, 89
コンプライアンス　28
コンプライアンス行動　12

さ
参加モデリング　89

し
仕上げみがき　33, 91, 92, 94
シェイピング（shaping）　24, 46
支援の類型化　92

自我　16
歯科恐怖症　43, 44, 47
シカゴ機能主義　24
歯科受診行動　71
歯科治療不安尺度　56, 57
歯科不安　43
刺激と行動　44
自己観察　91
自己教示　89
自己決定　11, 59, 60, 67, 91, 107, 111, 115
自己決定モデル　62
自己決定理論（self determinant theory）　8, 25, 107, 120
自己効力（self-efficacy）　88
自己効力感　15, 63, 75, 76, 79, 83
自己判断　107
思春期　107, 116, 120
思春期の心理　107
自傷癖　86
自尊感情　15
実現因子　31, 32, 41
実現可能な目標　38
実行期　91, 93, 96, 97, 104
疾病にかかる可能性　72
疾病の恐ろしさ　72
疾病の重大さ　72
指導と協力の関係　100
自発的行動　24
社会診断　41
社会生態学的なアプローチ　40
社会的学習理論（social learning theory）　75, 88
社会的認知理論（social congnitive theory）　8, 75, 76, 89, 96
主体的行動　107
手段的支援　40
受動的な立場　120
準備因子　31, 32, 40
準備期　91, 93, 96, 97, 104
準備，強化，実現の3因子　28
準備説　43, 56
象徴的思考期　56
象徴的モデリング　89
情緒的支援　40, 44, 56
情緒不安定　52, 55
情動（emotion）　88
情動的喚起　89

小児の発達段階　16
食事調査　13, 20
自律性への欲求　25
神経症傾向　56
新行動主義　24
身体的促進　19
診断・計画策定・実施・評価　40
心配性　59
信頼関係の構築　84
心理療法士　51

す
遂行可能感　88
遂行行動の達成　89
ステップ・バイ・ステップ　19
スモールステップ　19, 24, 63, 65

せ
生活習慣　11, 27
生活背景　27
生活モデル　27
精神医学的アプローチ　52, 53
精神科　43, 52
セルフ・エスティーム　15
セルフ・コントロール　99
セルフ・モニタリング　25, 44, 57, 91, 96, 99, 105

そ
相互決定主義　88
相互参加の関係　60, 67, 95, 100
双方向のコミュニケーション　27, 63, 71
相補的交流　12
祖父母へのアプローチ　11, 20

た
代理学習　88
代理強化　87
代理的経験　89
対話　95, 101
田研式親子関係診断検査　52
達成動機づけ理論（theory of achievement motivation）　88
段階的変化モデル（行動変容ステージモデル）　8, 91, 96, 104

ち
チック症状　54
注意過程　88, 96
注入的調整　25
直面化　66
直感的思考期　56

て
定期健診　41, 91, 121

と
同一化調整　25
同一視　88
動因　24
動機　24
動機づけ　20, 24
動機づけ過程　88, 96
動機づけ理論（motivation theory）　8, 11, 24, 88
動機の内在化　25
道具的条件づけ　24
統合的調整　25
東大式エゴグラム　52
閉じられた質問　83
トラウマ　35, 41

な
内観　24
内発的動機づけ　11, 15, 20, 24, 120
納得　63

に
人間関係の構築　45
認知行動療法（congnitive behavioral therapy）　23, 43, 44, 56
認知行動理論　8, 43
認知再構成　68
認知的プロセス　44
認知療法　56

ね
寝かせみがき　16
ネグレクト型の虐待　84

の
能動的な立場　120
能動と受動の関係　100
ノンバーバル　60

索　引

は
バイオフィードバック　89
暴露−反応防止法　57
暴露法　89
発見学習　19
発達課題　56
発達段階　16, 56
歯ブラシのあて方・動かし方　33
歯ブラシの選び方　33
歯みがき行動　91
歯みがき習慣　16
反抗期　112

ひ
ピア・エデュケーション　118
ピア・カウンセリング　107, 118, 121
非言語(的)コミュニケーション　117
病的恐怖症(phobia)　56
開かれた質問　83

ふ
不安(anxiety)　43, 56, 59, 64
不安尺度　43, 59
不安の原因　43
フェイススケール(face scale)　75, 79
不正咬合治療　54
フッ化物　67, 76, 94
フッ化物洗口　12, 33, 100
フッ化物塗布　16, 70
不満　68

プロセス評価　41
ブロッキング　63

へ
ヘルス・ビリーフ・モデル(health belief model)　8, 59, 60, 62, 67, 72, 73
ヘルスプロモーション　39, 40

ほ
保健行動のリスク診断　32
保健指導　24
母子一体のアプローチ　55, 56
母子一体の対応　44, 84
保持過程　88, 96
母子関係　59
ホスピタリズム　84
「褒める」強化　19, 79

む
無関心期　91, 96, 104
無関心・無反応　75, 89

め
明確化　61

も
目標設定　40
モチベーション　11, 20, 23, 24
モデリング(観察学習)　44, 46, 75, 76, 79, 87, 88, 91

モデリング療法　57
模倣　88
問診　31
問診によるアセスメント　61
問題解決　40

ゆ
有能感　121
有能さ(competence)　25
指しゃぶり　48

よ
欲求(need)　88

ら
ライフサイクル　56
ライフスタイル　39, 40
ライブ・モデリング　89

り
リコール中断　108
リラクゼーション　43, 44, 57, 87, 89

れ
レスポンデント条件づけ　24
レディネス　16

ろ
ローカス・オブ・コントロール(locus of control)　88
論理療法　44, 57

索 引（欧文）

A
anxiety 56
Atkinson JW 88

B
Bandura A　25, 57, 75, 76, 88, 96
Beck A 57
Becker MH 72
Berne E 52
Bitner M 68
Buchanan H 77, 78, 79

C
CFSS-DS（Dental subscale of Children's Fear Survey Schedule） 56
competence 25
congnitive behavioral therapy 56
Corah NL 56, 57
Cuthbert ML 56

D
DAS（dental anxiety scale） 56, 57
Deci EL 24, 120
DFS（dental fear survey） 56

E
ecological 40
efficacy expectancy 88
Ellis A 57
emotion 88
Erikson EH 56
expectancy 88

F
face scale 79
fear 56
FIS（Facial Image Scale） 77, 78, 79

G
Green LW 27, 28, 40

H
Havighurst RJ 56
health belief model 72
Hochbaum GM 72

K
Kegeles SS 72
Kleinknecht RA 56
Kreuter MW 40

L
learned helplessness 88
locus of control 88

M
Maier S 88
Maslow AH 24
MIDORI モデル　9, 27, 28, 36, 40
motivation theory 24

N
need 88

O
ONE WAY（一方向）コミュニケーション 63
outcome expectancy 88

P
Pavlov IP 24
phobia 56
Piaget J 56
PRECEDE-PROCEED MODEL 27, 40
Prochaska JO 91, 104

Q
QOL（Quality of Life） 40

R
Rosenstock IM 72, 73
Rotter JB 88

S
SDT（self determinant theory） 25
self-efficacy 88
Seligman M 88
shaping 24
Skinner BF 57
social congnitive theory 89
social learning theory 88
S-O-R 理論 24
S-R 理論（刺激－反応） 24
Symonds PM 64

T
theory of achievement motivation 88
Titchener EB 24
TSD（Tell-Show-Do） 16, 19, 43, 44, 46, 47
TWO WAY（双方向）コミュニケーション 63

V
Venham LL 56, 76, 79
VPT（Venham Picture Test） 76, 79

W
Watson JB 24
Wundt W 24

Y
YG 性格検査 52

Z
Zeuthaml V 68

126

[編者略歴]

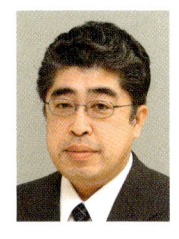

深井穫博　（ふかい　かくひろ）

1983年3月　九州歯科大学卒業
1985年12月　深井歯科医院開業(埼玉県三郷市)
1997年12月　博士(歯学)の学位受領(東京歯科大学)
1998年4月　国立公衆衛生院疫学部客員研究員(～2002年)
1999年4月　東京歯科大学衛生学講座非常勤講師(～2005年)
2000年4月　日本大学松戸歯学部衛生学講座兼任講師
2001年12月　深井保健科学研究所開設
　　　　　　「ヘルスサイエンス・ヘルスケア」編集長
2002年4月　国立保健医療科学院口腔保健部客員研究員
2004年4月　東京医科歯科大学歯科医療行動科学分野非常勤講師
2006年4月　日本歯科医師会地域保健委員会委員長
　　　　　　8020推進財団8020地域保健活動推進委員会委員長
2007年4月　東北大学大学院歯学研究科国際歯科保健学非常勤講師
　　　　　　新潟大学歯学部口腔衛生学・歯科統計学非常勤講師
現在に至る
＜主な所属学会等＞
日本口腔衛生学会，日本国際保健医療学会(理事)，
日本保健医療行動科学会，日本公衆衛生学会，
日本健康教育学会(評議員)，
IADR(International Association for Dental Research)
＜主な著書＞
『かかりつけ歯科医のための新しいコミュニケーション技法』
　医歯薬出版　2000年(共編著)
『保健医療におけるコミュニケーション・行動科学』
　医歯薬出版　2002年(共著)
『国際歯科保健医療学』　医歯薬出版　2003年(共著)
『国際保健医療学』　杏林出版　2005年(共著)

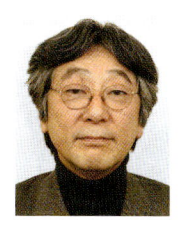

中村譲治　（なかむら　じょうじ）

1975年3月　九州歯科大学卒業
1975年4月　福間病院歯科部勤務
1979年6月　中村歯科医院(福岡市内)勤務
1988年10月　なかむら歯科医院開業(福岡市中央区)
1995年11月　医療法人ウェルビーイング理事長
2000年4月　NPO法人ウェルビーイング理事
2001年4月　東京医科歯科大学非常勤講師
2003年4月　鶴見大学歯学部非常勤講師
2005年4月　九州歯科大学臨床教授
現在に至る
＜主な所属学会等＞
日本口腔衛生学会(理事)，日本健康教育学会(評議員)，
日本公衆衛生学会
＜主な著書＞
『明日からできる診療室での予防歯科』　医歯薬出版　1998年(編著)
『実践　予防歯科』　医歯薬出版　1999年(分担著)
『かかりつけ歯科医のための新しいコミュニケーション技法』
　医歯薬出版　2000年(共編著)
『地方分権時代の健康政策実践書』
　ライフ・サイエンス・センター　2001年(共編著)
『フッ化物ではじめるむし歯予防』　医歯薬出版　2002年(分担著)
『明日からできる地域での予防歯科』　医歯薬出版　2003年(編著)

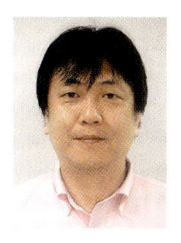

文元基宝　（ふみもと　もとたか）

1989年3月　松本歯科大学卒業
1993年10月　文元歯科医院開業(大阪市東成区)
2004年10月　NPO法人日本むし歯予防フッ素推進会議理事
2007年5月　NPO法人関西ウェルビーイング(KWC)代表
現在に至る
＜主な所属学会等＞
日本口腔衛生学会，日本健康教育学会，日本歯周病学会，
ヘルスカウンセリング学会，NPO法人ウェルビーイング
＜主な著書＞
「患者の内なるニーズに迫る Part 1　考えてみよう、ヘルスプロモーション型予防歯科」　歯科衛生士 2005；29(4)：13-31(共著)
「患者の内なるニーズに迫る Part 2　ヘルスプロモーション型予防歯科の実践」　歯科衛生士 2005；29(5)：15-35(共著)

困った患者さんにどう活かす　診療室の行動科学
―親子へのアプローチ編―

2008年7月10日　第1版第1刷発行

編　　　者　深井 穫博／中村 譲治／文元 基宝

発 行 人　佐々木 一高

発 行 所　クインテッセンス出版株式会社
　　　　　東京都文京区本郷3丁目2番6号　〒113-0033
　　　　　クイントハウスビル　電話 (03)5842-2270(代表)
　　　　　　　　　　　　　　　　　(03)5842-2272(営業部)
　　　　　　　　　　　　　　　　　(03)5842-2279(書籍編集部)
　　　　　web page address　http://www.quint-j.co.jp/

印刷・製本　サン美術印刷株式会社

©2008　クインテッセンス出版株式会社　　禁無断転載・複写
Printed in Japan　　　　　　　　落丁本・乱丁本はお取り替えします
　　　　　　　　　　　　　　　　ISBN978-4-7812-0023-1　C3047

定価は表紙に表示してあります